この一冊で
わかる！

# セラピストのための
# 研究論文の書き方ガイド

## How to Write a Research Paper for Therapists

著者 京極 真

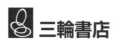
三輪書店

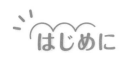

# はじめに

　研究論文を書くことは，臨床家にとっても，研究者にとっても，大学院生にとっても，依然として最も困難な課題の一つである．研究論文とは，単なる事実の寄せ集めではなく，数え切れないほどの時間をかけて探求し，分析し，統合した知見の結晶である．しかし，その執筆プロセスは，熟練の研究者でさえしばしば悩むことがある．私自身，20年以上の研究歴をもちながら，研究論文執筆の難しさやその重要性を痛感してきた．説得力ある研究論文にするにはどうすればいいのか？ 膨大な先行研究をどう渉猟したらいいのか？ 査読者からの厳しい指摘にいかに対応したらいいのか？ このような疑問に答えるために，私はあなたに『セラピストのための研究論文の書き方ガイド』を贈りたいと思う．

　本書の着想は，私が『作業療法ジャーナル』（三輪書店）で1年間にわたって続けた全12回からなる連載論文から始まった．この連載は好評であり，さらに詳細な手引書を求める読者からのフィードバックやリクエストに後押しされ，私はこれらの連載論文をアカデミック・ライティングの決定版にすべく大幅に改訂し，さらに発展させることにした．私自身の経験に加えて，多くの大学院生や研究者たちとの対話の中で，研究論文の書き方に関する悩みや疑問，そしてその解決のための方法を探求してきた結果を，この一冊に凝縮している．したがって，本書は単なる連載論文の集大成ではなく，私の20年以上にわたる研究教育経験の集大成でもある．

　本書は，主たる読者としてセラピストを想定しているが，初学者の方には研究論文の基礎をしっかりと学んでいただくための包括的ガイドとして，中堅以上の研究者の方にはさらなるスキルアップのための参考書として活用していただける内容となっている．本書は，研究論文の書き方という大きなテーマを扱うにあたり，読者が実践的かつ具体的なスキルを習得することを重視している．具体的には，研究論文を書く前の準備から始まり，IMRaD〔Introduction（序論），Materials and methods（方法），Results（結果），and Discussion（考察）〕の構造理解，査読対策，そして出版後の対策まで，幅広く網羅している．また，本書で解説している研究論文の書き方は，英語論文でも日本語論文でも適用できる．加えて，書き方に迷った際に使える穴埋め式テンプレートやフレーズ集を提供している．困ったときは，文章を生みだすヒントにしてほしい．さらに，コラムは5つ執筆し，最初の4つのコラムでは，急速に発展している生成AIを活かした研究論文の書き方のコツについて解説している．最後のコラムは，英語論文の執筆時に活用するツールとその手順について解説している．技術の進化とそれを活用する方法の両方を知ることは，今後の研究環境において不可欠となるだろう．

　最後に，私自身は作業療法やコンフリクト（信念対立）を専門にしているが，本書は幅広い読者層に対応できるよう汎用性をもたせるようにした．したがって，あなたの専門分野に関係なく，本書で紹介されているテクニックやヒントは貴重な助けとなるだろう．本書が，これから研究論文を書こうとしている人たちや，すでに研究論文を執筆している人たちのスキルアップに役に立つことを心から願っている．それでは，本文でお会いしましょう．

2024年7月吉日

京極 真

# CONTENTS

# 1 研究論文の執筆前に理解しておくべきこと

## はじめに

　本章では，研究論文を書き始める前に理解しておくべきポイントを解説する．それにあたって，本章ではまず研究論文の定義を示し，次に研究論文を執筆するメリットとデメリットを解説する．そのうえで，研究論文執筆前に知っておくとよい，5つの事前準備について詳細に解説する．これらを理解することによって，読者は効率的・効果的に研究論文を書くためのコンディションを整えることができるだろう．

## 研究論文とは何か？

　研究論文とは，科学的な方法で行った研究の過程や結果を報告する文章のことである[1]．研究論文には，自分が行った実験や調査を詳しく記した「原著論文」，他の研究者が行った研究を質的・量的に統合・分析した「レビュー論文」，特殊な事例やめずらしい現象を報告した「事例報告」，新しい発見や考察を簡潔に伝えた「短報」などの種類がある．

　科学とは，自然現象や社会現象などについて客観的に観察し，分析し，理解しようとする営みである．科学的な研究では，以下のような条件を満たすことが求められる[1]．

- **再現可能性**：他の研究者が同じ目的で，同じ方法を使って，同じ条件で研究を行ったときに，同じ結果が得られること．たとえば，「水を100度で沸騰させると気休になる」という実験は，どこでも誰でも再現できる．
- **反証可能性**：自分の主張や仮説が間違っていることを証明できる可能性があること．たとえば，「地球は平らである」という主張は，宇宙から地球の形を見れば反証できる．
- **一般化可能性**：自分の研究で得られた結果や知見が，他の場合や範囲にも適用できること．たとえば，「私は空気がなければ生きられない」という知見は，私の範囲を超えてどんな人間にも当てはまる．

　これらの条件は，読者が書かれた内容の科学的な事実を確かめたり，似非科学（偽科学）と区別したりするために必要なものである．研究論文では，これらの条件を満たすようにデータを収集し，分析し，報告することが重要である．

　研究論文の執筆は，その領域における知識の拡張と新しい洞察を共有するための重要な手段である．研究プロセスの結果を体系的に伝えるには，その序論，方法，結果，そして考察を明確にしなければならない．そして，そのためには，先行研究を適切に理解し，自

らの研究をどのように位置づけるかを示すことが不可欠である.

　先行研究とは，自らの研究テーマに関連する過去の研究論文や成書（研究書）を指す.
これらの情報は，自らの研究がどのような背景や文脈で行われているのかを示すうえでの
基盤となる. また，先行研究からリサーチギャップ，すなわち，先行研究で不足している
知識や問題点を明確にすることが必要である. このギャップは，研究者が新たに挑戦し，
貢献するべき領域を示唆している.

　リサーチギャップを特定することで，自らの研究の重要性や新規性を強調することができ
きる. 重要性や新規性を明確にするためには，その研究が学界や社会にどのような影響や
貢献をもたらすかを示す必要がある. 重要性とは，自分の研究が社会や学問にどのような
貢献や影響を与えるかを意味しており，新規性とは，自分の研究が先行研究とどのように
異なっており，新しいのかを意味している. たとえば，特定の疾患のある人々の再発率に
ついての研究は，その研究が臨床実践や社会的な意義をもつ場合に重要性が強調される.
加えて，その領域における先行研究が不足していれば，新規性も認められる.

　研究論文は，科学的方法を用いて収集されたデータに基づく知識や洞察を伝える手段で
ある. そして，その目的は，科学界や社会に新しい価値を提供し，その分野の知識をさら
に拡張することにある. 研究者としての責任は，その情報を公平で正確に伝え，その研究
がもつ重要性や新規性を明確にすることである.

## 研究論文と学位論文の違い

　研究論文と似たような文章に，修士論文や博士論文などの学位論文がある. 研究論文は，
臨床家や研究者たちと自分の発見や考察を共有するための手段である. 一方，修士論文や
博士論文などの学位論文は，学びの集大成として自らの専門知識や研究能力を示す目的が
主である. 両者は形態や目的において類似点も多いが，その目的，読者層，範囲において
異なる要点がある.

　学位論文は，修士号や博士号といった学位を取得する際の重要な条件となり，その内容
は，大学院で研究指導を行うことが認められた審査員によって詳細に検討される. この審
査の過程では，学位論文の質やオリジナリティ，方法論の正確さなどが評価される. 学位
論文は一般的に文字数やページ数の制限が少なく，詳細で長大に書く傾向がある[2,3]. 審査
員は主に自分の大学院や研究機関に所属する教員であるため，学位論文の内容は大学院で
行った研究の重要性，新規性を専門的かつ詳細に記述することが求められる.

　一方，研究論文はより広い読者層を意識して書かれる. 具体的には，自分の研究分野の
専門家だけでなく，関連する他の分野の研究者や臨床家など，多種多様な背景をもつ人々
がその内容を理解できるようにすることが重要である. さらに，研究論文は特定の学術誌
に投稿されるため，その誌の規定やフォーマットに従って記述を行う必要があり，結果と
して文字数やページ数には一定の制限がかかることが多い. そのため，学位論文から研究
論文への移行は，単純にページ数の削減や図表の調整のみで行えるものではない. 学位論

文と研究論文はそれぞれ目的が違うため，移行には内容の絞り込み，再構築，そして追加のデータ収集とそれに伴うデータの再分析などの課題が生じる．これは決して簡単なことではなく，相当な苦労を要する．先に述べたような違いを踏まえ，その核心を明確にし，必要な情報をコンパクトにまとめる能力が求められる．さらには，査読プロセスを通して，学位論文から移行した研究論文の内容は大なり小なり修正される．

このように，学位論文と研究論文はそれぞれ異なる目的，読者層，範囲をもち，アプローチや構成も異なる．しかし，共通するのは，研究の価値や意義を明確に伝えることの重要性であり，どちらの文書を書く場合も，その研究テーマを明確にし，説得力のある内容と構成を心がけることが求められる．

## 研究論文を書くデメリットとメリット

研究論文の執筆は，学術界の中でのコミュニケーション手段として非常に重要であり，研究者にとっては必須のスキルといえる．しかし，研究論文の執筆にはさまざまなデメリットとメリットが存在する．これらを理解し，自身の状況や目標と照らし合わせて，執筆の価値を判断することが求められる．

### 1 デメリット

#### 1）努力が必要である

研究論文の執筆は，一般的なレポートやエッセイとは大きく異なるものである．その背後には，厳密なアカデミック・ライティング・スキルや，高度な研究能力の養成が必要とされる．具体的には，自らの関心から研究テーマを見つけ出し，それに関連する文献を徹底的に調査する．そのうえで，最も適切と思われる研究方法を選び出し，データの収集・分析を行う．そして，そのデータを基に，客観的かつ論理的に結論を導き出す必要がある．これらのステップを踏むことで，初めて1本の研究論文が完成するのである．

しかしながら，研究論文執筆の道のりは常に順調ではない．自らの研究成果が他者，特に査読者からの厳しい評価を受けることは，学問の世界において避けては通れない道である．査読者からの指摘や提案に応じて，研究論文の修正や追加実験を行うこともしばしばある．この過程は，時には挑戦的であるものの，それは研究の質を高め，より信頼性のある結果を導き出すために必要なステップである．研究論文の執筆は，このような多大な努力やコミットメントが欠かせないものであり，それを理解することが，質の高い研究論文を書き上げる第一歩となるだろう．

#### 2）時間的，経済的なコストが発生する

研究論文の執筆には，単に文章をまとめ上げるだけでは収まらず，多岐にわたるプロセスとさまざまな資源の投資が必要となる．研究を開始するにあたり，まず研究計画書を策定する必要があるが，これが許可を得られるまでの間，指導教員，共同研究者，所属機関の倫理審査委員会などから何度も修正が求められることも少なくない．この段階だけでな

く，具体的な研究活動を進めるための備品や機材の調達，必要に応じた実験施設の手配や研究協力者との段取りの取り決めなど，多くの外部との連携や調整が必要となる．データを収集・分析する段階においても，専門的なソフトウェアやツールの利用，場合によっては外部の専門家や校正者への依頼が必要となることもある．これらの一連のプロセスには，資金的なコストが伴うことが多く，執筆後の投稿や査読の過程でも費用が発生する場合がある．たとえば，投稿先の学術誌によっては，研究論文の掲載費用の支払いが必要となることがある．研究計画の策定から実施，分析，執筆，そして投稿に至るまでの一連の流れでは，時間の他にさまざまな資源の投資が不可欠であることを理解しておく．

### 3）多くの研究論文に埋もれてしまう

　研究論文は，自分の研究成果を世界に発信することができるというメリットがあるが，同時に競争も激しい．毎年，世界中で数百万本もの研究論文が発表されるため，自分の研究論文が目立つことは容易ではない．また，自分の研究テーマが，潜在的に他者によって研究が進められており，一足先に発表されてしまう可能性もある．その場合，自分の研究論文のオリジナリティや貢献度が低く評価される恐れがある．さらに，たとえ自分の研究論文が読まれたとしても，それが引用されたり，参考にされたりすることは限られている．被引用数は，研究論文の影響力や評価を示す指標であるため，これらが少ないということは，自分の研究成果が十分に認められていないということになる．

## ② メリット

### 1）新しい知識や技術を共有できる

　研究論文の執筆は，学界内の知的対話に貢献するとともに，研究者の新たな発見や洞察を広く共有する手段となる．研究論文の核心は，専門分野における未解明の問題，すなわちリサーチギャップを埋める試みであり，あなたのそうした試みを通じて研究論文の読者が新しい知識や技術を獲得することが期待される．さらに，研究論文は他の研究者を触発し，研究の進行を促進する役割も果たすことがある．研究テーマやアプローチに感化された研究者が，元の研究を拡張し，または異なる文脈で応用することにより，新たな発見やイノベーションの源となる可能性がある．

### 2）現在と未来のクライエントに貢献できる

　研究論文は，現在だけでなく未来にも役立つものである．研究成果を研究論文にまとめることで，他の研究者による検証や応用が試みられ，その信頼性や妥当性が一層確立される可能性がある．また，研究論文は実際の社会的課題や人々の現実的なニーズに対応する新たな方法論や解決策を提示する場としての役割も担っている．例として，新しい理論や評価法，治療法などの提案が，研究論文を通じて社会に広まり，多くの人々の健康や生活の質の向上に直接的に寄与するケースが考えられる．したがって，研究論文を執筆する研究者や臨床家は，現在のクライエントだけでなく，未来のクライエントへもその成果を伝え，影響を及ぼすことができるのである．

### 3) チャンスに恵まれる

　研究論文の執筆は，自分自身のキャリア形成や，将来にもプラスになることがある．まず，研究論文の執筆は研究者の研究能力や専門性の向上に直結する．より高度な理解を得たり，新たな発見をすることで，専門家としての評価や認知を高める道が開かれる．さらに，研究を公表することで，同じ分野や関連分野の研究者とのネットワークが広がる．公開された研究論文は，同じテーマや方法論に関心をもつ者たちの目に触れる機会が増えるため，新たな共同研究や情報交換のチャンスを生む可能性が高まる．さらに深掘りすると，研究論文の執筆と公開は，キャリア形成の重要なステップともなる．高い評価を受けた研究論文は，研究助成金の獲得，学位の取得，さらには講演や書籍などの執筆の機会を増やす可能性がある．これらは，よい職場に転職できたり，出世できたりするなど，新たなキャリアのチャンスにつながる．研究論文の執筆は，研究者のキャリアや将来に影響を及ぼす要素といえるだろう．

＊　　　　　　　　　＊

　このように，研究論文の執筆にはさまざまなデメリットとメリットがある．読者は，自分の研究テーマや目的に応じて，これらの利点と欠点を比較検討し，自分にとってメリットがデメリットを上回るかどうかを判断しよう．

## 5つの事前準備

　研究論文を書き始める前に，どんなことを準備しておくべきかを知っておくことは，研究論文執筆の効率や質に影響する．本節では，研究論文執筆に必要な5つの事前準備について紹介する．研究論文を書きたい人は，これらの事前準備をしっかりと行うことで，スムーズに研究論文を書くことができるだろう．

### 1 執筆の可否の決定

　研究論文を執筆する前の重要な一歩として，自らの研究が公表に値するかどうかの自己評価をせねばならない．研究論文は，自分の研究成果を世界に発信するものであるが，そのためには自分の研究が当該領域全体の利益になることが求められる[4]．つまり，自分の研究が重要性と新規性を兼ね備えていることが必要である．たとえば，自分の研究が以下のような場合は，公表に値する程度が低いと判断される可能性が高い．

- すでに公表されている事実や知識の単なる再確認である場合
- 理論的な裏付けや実証が不足している場合
- 結果や結論が不明瞭，または信頼性・妥当性が低い場合
- 他者による再現が困難，または一般化が難しい場合
- さらなるデータ収集やデータ分析が求められる場合

　上記に該当するような場合には，研究テーマや方法論の見直し，改善した方法による再研究，追加データの収集と再分析など，根本的な対策が必要である．「自分が報告したいから」，「自分がおもしろいと思ったから」という理由だけで研究論文を書くのは，自分にとっても，他人にとっても時間，労力，資源の無駄になる．

　研究論文の執筆前には，実際に特定の領域や社会に対して何らかの貢献を果たすものであることを確認する必要がある．ここでいう貢献とは，既存の研究で解決されていない問題の解明や，まだ探求されていない新しいトピックの発見を指す．もし，自身の判断に不安があれば，経験豊富な研究者の意見を求めるか，関連する先行研究を詳しく調査することで，研究の重要性と新規性を入念に検証するとよいだろう．最後に，研究論文は査読プロセスを通ることが一般的であり，最終的な公表の可否は編集者や査読者の判断に委ねられることを忘れてはならない．

### 2 投稿する学術誌の決定

　次に，どの学術誌に自分の研究論文を投稿するかを決める[4]．その理由は，投稿する学術誌によって研究論文の書き方や形式が異なるためだ．学術誌にはそれぞれに目的や範囲があり，その対象となる読者層や分野も異なる．また，学術誌には投稿規定や査読基準があり，それらに従って研究論文を書く必要があるからだ．

　たとえば，ある学術誌では研究論文で報告した新発見が実践にどう貢献するのかを明記することを必ず求めるが，他の学術誌では任意である．学術誌の目的と範囲に関連しない研究論文は掲載拒否される確率が高くなるため，自分の研究テーマや方法が学術誌と適合することを示すとよい．その手段として，投稿する予定の学術誌に掲載されている先行研究を引用する場合がある．こうした戦略を使うためにも，投稿する学術誌を先に決めておく．さらに，投稿する学術誌によって使用する言語も異なる．国内の学術誌の場合，日本語が主に用いられるのに対し，国際的な学術誌では英語での執筆が要求されることが多い．つまり，何をどう書くかは，投稿する学術誌によって規定される．したがって，研究論文を書く前に投稿予定の学術誌を決定しておくことが重要である．

　投稿する学術誌を決めるときは，自分の研究内容と学術誌の目的や範囲の適合性だけでなく，他の要素も考慮することが望ましい[4]．たとえば，以下が挙げられる．

### 1）学術誌の影響力

　研究成果を広く知らせたい場合，インパクトファクター（Impact Factor）やアイゲンファクター（Eigen Factor）などの指標で評価される，高い影響力をもつ学術誌の選択は有効である．インパクトファクターとは，特定の期間にその学術誌に掲載された研究論文がどれだけ引用されたかを示すものである．アイゲンファクターは，特定の学術誌に掲載された研究論文がどれだけ影響力のある学術誌に引用されたかを示すものである．これらの指標は，学術誌の影響力や認知度を示すもので，その学術誌に掲載されることは，あなたの研究が多くの専門家や研究者に読まれる可能性が高まることを意味する．

　しかし，その一方で，これらの影響力が高い学術誌への投稿は，多くの研究者からの投

稿が集まるため，競争率が高くなる．それだけに，研究論文が採用されるハードルも上がり，掲載を希望しても拒否されるリスクも高まる．そのため，研究内容の重要性や新規性，そしてその学術誌の読者層とのマッチングを慎重に検討することが求められる．研究の質や方法論，結果の解釈など，研究論文の内容自体をしっかりとブラッシュアップすることで，高い競争率の中でも採用される可能性を高めることができる．

## 2) 掲載料や査読期間

　研究者として，研究成果を発表するために学術誌を選ぶ際，研究論文の質や内容だけでなく，経済的・時間的な側面も考慮する必要がある．実際，研究論文を投稿するための掲載料や査読期間は，研究者の日常的な業務や研究活動に大きな影響を及ぼすことがある．

　掲載料に関しては，研究の予算や所属機関のサポート，個人の経済状況など，さまざまな要因が影響する．経済的な支援や余裕があれば，掲載料が発生する学術誌を選べるだろう．他方，そうでなければ無料で投稿できる学術誌を選択する他ない．研究者は自分の研究予算や研究テーマの価値を考慮しながら，適切な掲載料の学術誌を選ぶ必要がある．

　一方，査読期間については，研究の進行状況や公表のタイミング，研究の緊急性などに応じて，適切な査読期間の学術誌を選ぶことが重要である．特に，時期を逃すと価値が低下するような研究テーマの場合や，急激な社会的関心を集めるテーマの場合，査読期間の短さが重要な選考基準となることがある．

　結論として，研究者は自らの研究内容，予算，時間的な制約を総合的に考慮しながら，最も適切な学術誌を選択することが求められる．そのうえで，その学術誌がもつ価値，信頼性，サポート体制なども踏まえて，最終的な選択を行うことが望ましいといえるだろう．

## 3) 学術誌の評判

　上記の他に，研究論文を投稿する学術誌を選ぶ際，その学術誌の評判や特色を事前に知っておくと役立つことがある．実際，学術誌にはそれぞれの特色やポリシーがあり，それが投稿者としての経験を大きく左右することがある．具体的には，自分の指導教員，共同研究者，同僚や上司，リサーチコーチから聞いたり，インターネットで調べたりして，学術誌の評判を確認してみよう．特に，学術誌の編集者や査読者の対応，査読のスピードや厳格さ，掲載までの期間や頻度などの評判は，論文投稿の際の考慮ポイントとなるだろう．それらの情報を踏まえて，最終的に，自分の研究内容や価値観，投稿にかける期待値などを基に，前述した 1) や 2) の要因も考慮しながら，最も適切だと思われる学術誌を選ぶとよい．

　また，ハゲタカジャーナル（predatory journal）に関わる情報を収集することも必要である．ハゲタカジャーナルとは，研究論文の著者から高額の掲載料を得ることを主な目的とし，適切な査読プロセスを欠くオープンアクセス形式の学術誌を指す．ハゲタカジャーナルに投稿すると，高額な掲載料を請求されたり，研究者の評価や研究の信頼性が低下したりするなどのリスクがある．近年，このような学術誌は急増しており，その識別は研究者にとって必須のスキルとなっている．ハゲタカジャーナルを見分けるための方法として，公認されたホワイトリストやチェックリストの利用が推奨される[5,6]．これらのリソースを

活用することで，研究者は自らの研究を適切な場で発表し，その価値を最大化することができる．

### 4）まとめ

　学術誌を選ぶ際には，多岐にわたる要因をバランスよく考慮することが求められる．たとえば，ある学術誌は強力なインパクトファクターをもっている一方で，査読期間が長かったり，掲載料が高額だったりする可能性がある．そのため，研究の性質や目的，そして資金や時間の制約などの要因をすべて考慮しつつ，最適な学術誌を選ぶことが必要である．実際の投稿時には，特定の1つの学術誌だけを狙うのではなく，掲載拒否の可能性を考慮し，2～3誌の候補をリストアップすることを推奨する．ただし，各学術誌はその独自のフォーマットや要求をもっているため，研究論文を投稿する前にこれらの要件を確認し，必要に応じて微調整することを忘れないようにしよう．

### 3　報告ガイドラインの確認

　研究論文を執筆する前の準備として，自ら採用した研究方法に応じた報告ガイドラインの確認は不可欠である．これは，研究論文の質を向上させ，内容の透明性を保証するための基盤となる．報告ガイドラインとは，研究内容の記述においてどのような要素や情報が必要かを示すものを指す．研究を開始する際の研究計画書作成段階ですでにこれらのガイドラインを参照しているケースも多いだろう．しかし，研究論文を実際に書き始める際に再確認することで，情報の欠落や冗長性を避けることができる．研究の手法やアプローチに応じて，適切な報告ガイドラインが存在するため，その関連性を把握することも大切である．主な各研究法と報告ガイドラインの対応は，以下のようになる．

- **システマティックレビュー**：PRISMA 声明（Preferred Reporting Items for Systematic Reviews and Meta-Analyses Statement）
- **ランダム化比較試験**：CONSORT 声明（Consolidated Standards of Reporting Trial Statement）
- **観察研究**：STROBE 声明（Strengthening the Reporting of Observational Studies in Epidemiology Statement）
- **尺度開発研究**：COSMIN（Consensus-based Standards for the Selection of Health Measurement Instruments）
- **質的研究**：SRQR（Standards for Reporting Qualitative Research），COREQ（Consolidated Criteria for Reporting Qualitative Research）
- **事例報告**：CARE ガイドライン（Case Reports Guidelines）

　これら以外にも，さまざまな研究法や分野に応じた報告ガイドラインが存在する．詳細は EQUATOR（Enhancing the Quality and Transparency of Health Research）Network（https://www.equator-network.org/）でまとめられているので必要に応じて確認してほしい．
　研究法ごとの報告ガイドラインの他に，研究論文の執筆全般に使えるチェックリストが

ある．これは，研究法の違いに関係なく求められる研究論文の書き方のポイントを示したものである．かくいう私も自らの経験を基に，研究計画書と研究論文を執筆するためチェックリストを作成している．無料ダウンロードできるようにしているため，必要に応じて以下のQRコードにアクセスして入手してほしい（図）．

図　研究計画書作成＆研究論文執筆
チェックリストのQRコード

### 4 執筆時間の確保

　研究論文の執筆は，集中力と継続性が求められる作業である．多くの研究者や学者は，まとまった時間を確保し，その中で執筆を進めようと考えるが，日常の多忙なスケジュールや突発的な出来事により，実際にはそのような時間が確保できないことが多い．私自身も過去の経験から，まとまった時間ができることを待つばかりでは，なかなか執筆が進まないことを痛感している．

　そこで，執筆を成功させるための一つの方法として，執筆を毎日の習慣とすることをお勧めする．これは，大きな時間のブロックを確保するのではなく，執筆スケジュールを立てて習慣化する方法である[7]．たとえば，毎朝の30分や毎晩の60分など，時間を固定して執筆のためだけに確保する．このような日常的な習慣は，集中力の維持や研究論文の進行に大きく貢献する．特に早朝は，外部からの電話やメールの妨げが少なく，集中して作業に取り組むことができる．

　ただ，私の経験をいうと，20代，30代は上述の方法で十分に対応できたが，40代になって役割や業務が膨大に増えると，毎日こつこつ書こうとしても思うように進まなくなった．細切れの時間で書くには，以前に書いたこと，考えたこと，整理したことを記憶しておく必要があるが，多忙と加齢が相まって忘れやすくなるからだ．

　そうした事態を打開するためには，もう一つ，書き方そのものの工夫が必要である．私の経験上からお勧めできる方法は，「アウトラインを作成してからテキストを書く」というものになる[8]．この書き方は複数のステップを踏むために，一見するとかえって面倒に思うかもしれない（実際，私も最初はそう思った）．しかし，この方法には以下のようなメリットがある．

#### 1）視覚的に文章全体をマネジメントできる

　アウトラインとは，文章の構成や論理展開を示す骨組みのことである．アウトラインを作成することで，文章の全体像が手に取るようにわかり，文章の加筆修正が容易になる．また，アウトラインを見ながら書くことで，文章の流れやつながりが自然であるかを一目で確認することが可能となる．

#### 2）加筆修正が非常に容易になる

　アウトラインを作成しておけば，テキストを書く際には，アウトラインの各項目に対応する内容を埋めていくだけとなる．そのため，テキストの量や質にかかわらず，細切れの

研究論文の執筆前に理解しておくべきこと

時間でも確実に書き進めやすい．また，加筆修正する際にも，アウトラインを変更すれば，テキストの変更にもつなげられる．

このように，アウトラインを作成してからテキストを書く方法にはさまざまなメリットがある．私自身，本書を執筆するにあたり，これらのメリットを享受するために，アウトラインを決めてから書き始めた．具体的な書き方は本書を通して適宜お伝えするため，楽しみにしておいてほしい．

### 5 執筆目標の明確化

研究論文を書くということは，自分の研究成果や主張を世界に発信するということである．しかし，研究論文の執筆は簡単な課題ではない．研究計画から換算すると公表までに何年もかかるものもある．そのような難易度の高い長期間のプロジェクトを遂行するためには，目標設定と進捗管理が重要である[7]．

目標設定とは，自分が何のために論文を書くのか，どんなテーマや問題に取り組むのか，どんな結果や貢献を目指すのか，といったことを明確にすることである．たとえば，○○というテーマで論文を書く場合，自分がどんな観点から○○を分析するのか，どんな理論やモデルを用いるのか，どんなデータや方法を使うのか，といったことを考える．そして，自分の論文が当該分野にどんな新しい知見や提案をもたらすのか，ということも整理する．

進捗管理とは，自分がいつまでに何をどれくらい書くのか，という執筆スケジュールを立てて実行することである．たとえば，研究論文を書く場合，データ分析した結果から図表を作成し，次に方法や結果の本文を書く．そのうえで，考察や序論を書いていく．これらの各段階について，期限や目標量を設定し，実際に達成できたかどうかをチェックする．必要に応じて執筆スケジュールを修正する．

目標設定と進捗管理を行うことで，研究論文の執筆は少しずつでも確実に進めることができる．また，自分の研究内容や進捗状況を他人に説明することも容易になる．これらは研究者として必要なスキルであるといえるだろう．

## まとめ

本章は，研究論文とは何であって，いかなるメリットとデメリットがあるのかを示したうえで，研究論文執筆の前に行うべき5つの準備を詳細に解説した．研究論文を書きたい人はまず，①執筆の可否の決定，②投稿する学術誌の決定，③報告ガイドラインの確認，④執筆時間の確保，⑤執筆目標の明確化を行おう．それによって，効率的・効果的に書き進めやすくなるだろう．

**文 献**

1）友利幸之介，他：作業で創るエビデンス—作業療法士のための研究法の学び方．医学書院，2019
2）エナゴ学術英語アカデミー：学位論文をジャーナル投稿論文にする．2021-01-16．https://www.enago.jp/acad

emy/turn-your-thesis-into-a-journal-article/（2022 年 6 月 2 日参照）

3) Hayward A：博士論文とジャーナル論文の 9 つの違い．editage insights，2017-09-06．https://www.editage.jp/insights/difference-between-a-thesis-and-a-journal-article（2022 年 6 月 2 日参照）

4) Silvia PJ（著），高橋さきの（訳）：できる研究者の論文作成メソッド—書き上げるための実践ポイント．講談社，2016

5) DOAJ ホームページ：Find open access journals & articles. https://doaj.org（2023 年 9 月 28 日参照）

6) Hayward A：ハゲタカ出版社を見抜くためのチェックリスト．editage insghts，2018-02-07．https://www.editage.jp/insights/how-to-identify-predatory-publishers-a-checklist（2023 年 9 月 28 日参照）

7) Silvia PJ（著），高橋さきの（訳）：できる研究者の論文生産術—どうすれば「たくさん」書けるのか．講談社，2015

8) Tak.：アウトライナー実践入門—「書く・考える・生活する」創造的アウトライン・プロセッシングの技術．技術評論社，2016

**コラム 1**

## 生成 AI と研究論文の執筆

現在，技術的革新の中でも特に目を引くのは，生成 AI（generative artificial intelligence）である．生成 AI は，学習したデータのパターンや特性を理解し，それに基づいて新しいデータを生成できる．これは，既存のデータを単に再現するのではなく，オリジナルな内容を生成できるということである．生成 AI は，これまでの執筆プロセスを根本的に変える可能性がある．ゆえに，研究計画書や研究論文の執筆のプロセスで，生成 AI を活用することに関心が高まっている．

### 1. 生成 AI の用途

研究における生成 AI の可能性は多岐にわたるが，生成 AI は研究者に取って代わるものではなく，支援するものである．具体的な用途には以下のようなものがある．

#### 1）アドバイザー

生成 AI は，タイミングや内容，時間の制約，質問の頻度などをまったく気にすることなく，どんな疑問や問題でも気軽に相談できるメンターやアドバイザーという役割に適している．いついかなる内容でも，嫌な顔ひとつせず相談にのってくれる（顔はそもそもないが）．

#### 2）ブレインストーミング

生成 AI は，既知の情報のパターンに基づいた提案を行える．その際，研究者が考えもしなかったような新しい仮説や疑問を生み出すし，それを検証するための研究デザインも提案できる．生成 AI は新しい研究テーマにつながるヒントを示してくれる．

#### 3）文献レビュー

生成 AI は，大量の文献に目を通し，研究者のトピックに関連する知見を効率的に要約する．また，従来，文献レビューは研究者が検索式を作成し，自力で収集，整理，管理していたが，生成 AI はこのプロセスの一部を支援してくれる場合がある．

#### 4）アウトラインや草稿の作成

生成 AI は，研究論文のアウトライン作成や，それを基盤にした草稿の作成の一部を支援する．生成 AI に研究論文の要旨や文献などの必要な情報を与えることで，研究論文のアウトラインを生成し，それに沿った本文の草稿を作成できる．もちろん，タイトルやキーワードの提案も可能である．

5) 編集・校正

生成 AI は，研究論文の内容を与えて，編集や校正を依頼すれば実行できる．誤字脱字の修正だけでなく，文法や表現の改善，主張の明確化，文章のトーンの修正など，さまざまなタスクを支援してくれる．また，修正した箇所を明示することもできる．

6) 翻訳

生成 AI は，英語から日本語，日本語から英語などのように，高度な翻訳機能をもっている．翻訳のトーンを指示することによって，意図した文体に寄せた翻訳も可能である．また，生成 AI の中には音声同時通訳できる生成 AI も登場している．生成 AI によって，言語の壁を乗り越えやすくなるだろう．

## 2. すべてはプロンプト次第

生成 AI は私たちの執筆プロセスを促進・補完してくれるが，その成否はプロンプトの質に依存する．プロンプトとは，生成 AI に与える一連の指示文である．これが適切でなければ，生成 AI は期待通りに機能しない．よくある失敗は「タイトルを提案してください」などのように，抽象的な 1 行プロンプトで生成 AI に指示を与えることである．その場合，生成 AI は期待以下の働きにとどまるだろう．

よりよいプロンプトは，具体的であり，背景情報や役割，制限事項，スワイプファイルなどの文脈を提供し，ステップバイステップで指示を与える．そのようなプロンプトを作成する技術（プロンプトエンジニアリング）は，生成 AI で研究計画書や研究論文の執筆プロセスを促進・補完するために不可欠なものである．今後，生成 AI の機能が飛躍的に向上すれば，プロンプト作成技術に左右されなくなるかもしれないが，現在のところ，生成 AI を活かすも殺すもプロンプト次第である．

## 3. 留意点

ただし，研究論文執筆における生成 AI の導入には論争がないわけではない．たとえば，嘘を出力する問題（ハルシネーション）がある．現在の生成 AI は，自ら出力した結果が正しいかどうかを判断できないため，もっともらしく間違った情報を作成する可能性がある．また，剽窃の問題がある．生成 AI は膨大な量の情報に基づいて学習するため，学習させたソースに近すぎる文章を再現してしまう可能性がある．さらには，学術誌によっては生成 AI で作成した文章を認めないところもある．

## 4. まとめ

とはいえ，これらの論争は新しい技術を受け入れる過程で生じる一時的なものに過ぎず，生成 AI を活かす流れは今後さらに加速するだろう．統計ソフトや質的データ分析ソフトを使うのが当たり前になっているように，この新しい技術も数年後には誰もが当たり前に使っているに違いない．私たち研究者は，生成 AI を執筆プロセスの促進・補完ツールとして認識し，上手に活用できるスキルを獲得しなければならない．生成 AI を使ったとしても，最終的な決定と責任は人間の研究者にかかっている．人間と生成 AI は，知識の限界を押し広げていくパートナーなのだ．

# 2 パラグラフ・ライティング入門

## はじめに

　本章では，世界標準のライティング・テクニックであるパラグラフ・ライティング（paragraph writing）の基本について解説する．これは，英語論文でも日本語論文でも活用できるため，研究論文の書き方をマスターするうえで必ず獲得したいスキルセットである．パラグラフ・ライティングを知っているか知らないかで伝わりやすさは大違いであり，研究論文を書きたい人は，このスキルセットを必ず獲得しておこう．

　パラグラフ・ライティングに類似した用語に，アカデミック・ライティング（academic writing）がある．しかし，これら2つの概念は似て非なるものである．パラグラフ・ライティングは，文章の構成や情報の伝え方に重点を置いた技法であり，トピック・センテンス（topic sentence），サポート・センテンス（support sentence），コンクルーディング・センテンス（concluding sentence）などの要素からなる構造的な文章を作成する方法を指す．一方，アカデミック・ライティングは，文献レビュー，研究計画書・学位論文・研究論文の執筆，学術的なテーマを扱う書籍の執筆，文献引用の仕方，査読への応答など，学術的な文章や出版物で用いられるスキルセットを包括的にカバーしている．

　本書は全体として研究論文執筆にかかるアカデミック・ライティングをテーマにしているが，本章はアカデミック・ライティングの中核ともいえるパラグラフ・ライティングに焦点を当てる．研究論文の各セクションやパラグラフが，明確で一貫したメッセージを伝えるためには，効果的なパラグラフの構築が不可欠である．本章を通して，パラグラフ・ライティングのコツを習得してほしい．

## パラグラフ・ライティングとは？

　パラグラフ・ライティングとは，読者にとっても，著者にとっても，論理的でわかりやすい文章を執筆する方法である[1]．読者にとっては，著者の主張や理由が明確になり，著者にとっては，自分の考えを整理しやすくなる．パラグラフ・ライティングを使うと，一般的に1つの文章のまとまりであるパラグラフが「主張→理由・説明・証拠・裏付け→結論・まとめ」という構成になる．重要な主張はパラグラフの冒頭に示されるため，読者は著者の主張を把握しやすいし，著者は自説を明確に提示しやすい．研究論文は，そのパラグラフを複数積み重ねることによって構築するため，パラグラフ・ライティングで書かれた研究論文は，筋道立てた議論になりやすい．研究論文は論理的にわかりやすく書く必要

があり，パラグラフ・ライティングが不可欠のスキルとなる．

　パラグラフ・ライティングの適用の可否は，論理的でわかりやすい文章が求められるかどうかで決まる．たとえば，パラグラフ・ライティングを適用できるものには，学術書，研究論文，研究計画書，学位論文，評論文，批評文，小論文，レポート，ビジネス文章，メール文章，ブログ記事などがある．これらの文章では，読者が著者の意図や主旨を正しく理解することが重要だからだ．他方，和歌，短歌，俳句，川柳，詩などにパラグラフ・ライティングを適用することはできない．これらを書く場合は，別のライティング・テクニックが要求される．これらの文章では，読者が著者の感情や美意識に共感することが重要だからだ．

## パラグラフの構造

　上述したように，パラグラフは「主張→理由・説明・証拠・裏付け→結論・まとめ」で構成されるが，それぞれ専門用語でトピック・センテンス（主張），サポート・センテンス（理由・説明・証拠・裏付け），コンクルーディング・センテンス（結論・まとめ）と呼ぶ．サポート・センテンスは，サブセンテンス[2]，サポーティング・センテンス[3]，サポート・ポイント[3]などと呼ぶこともあるが，内実に違いはない．また，パラグラフを構成する主要な3つのセンテンスの他に，センテンスやパラグラフを円滑につなぐトランジション・センテンス（transition sentence），接続詞（トランジション・ワード，transition word）がある．パラグラフ・ライティングを使いこなし，論理的で説得力のある文章を作成するためには，トピック・センテンス，サポート・センテンス，コンクルーディング・センテンスの3つの主要なセンテンスと，トランジション・センテンスや接続詞を効果的に使用することが欠かせない．

　なお，パラグラフに類似した概念に「段落」がある．パラグラフと段落は複数の文章で構成されているという点で同じである．両者の違いは，一つひとつの文章が明確な役割をもつかどうかにある．先に述べたが，パラグラフはトピック・センテンス，サポート・センテンス，コンクルーディング・センテンスから構成されるように，一つひとつの文章がハッキリとした役割をもつ．たとえば，トピック・センテンスはパラグラフ全体の主題を示し，サポート・センテンスはトピック・センテンスを補強する具体的な根拠や例などを提供し，コンクルーディング・センテンスはパラグラフ全体の結論やまとめを述べる．ところが，段落にはそれがない．逆にいえば，段落にトピック・センテンス，サポート・センテンス，コンクルーディング・センテンスがあれば，パラグラフとの見分けがつかないが，それはもはや段落とは呼ばれない．

### 1 トピック・センテンス

### 1）トピック・センテンスとは？

　トピック・センテンスは，パラグラフの核心となるメッセージを明確に伝える文であ

表1　パラグラフの最初にトピック・センテンスがある例

　コミュニケーションは，人々の関係を構築し，維持するうえで不可欠な要素である．第1に，コミュニケーションを通じて私たちは感情や意見を相手に伝え，相手の思考や感情を理解することができる．これにより，相互理解が生まれ，関係の深化が促される．第2に，信念対立が生じた場合，効果的なコミュニケーションによってそれらの問題を解決し，関係を修復することが可能となる．第3に，日常生活や仕事の場面での協力やチームワークを円滑に進めるためには，明確で効果的なコミュニケーションが欠かせない．これらの点を考慮すると，コミュニケーションの技術と理解は，私たちの生活の質や仕事の成果を向上させるための鍵となることが明らかである．

表2　パラグラフの中段にトピック・センテンスがある例

　近年，医療の高度化と専門分化に伴い，チーム医療の重要性が広く認識されるようになった．チーム医療では，さまざまな専門職が協力して患者の治療に当たる．これにより，多角的な視点から患者の状態を評価し，最適な治療方針を立てることが可能となる．しかし，チーム医療の実践には，メンバー間の信念対立が障壁となる可能性がある．具体的には，各専門職が自らの専門性を重視するあまり，患者や他職種の意見を十分に尊重しない場合がある．さらに，治療方針を巡る意見の相違が，感情的な対立に発展することもある．したがって，チーム医療を円滑に行うためには，メンバー間の開かれたコミュニケーションを促進し，相互理解に基づく協力関係を構築することが重要である．

2

パラグラフ・ライティング入門

る[2]．このセンテンスは，著者が強調したい主要な情報や意見を簡潔に表現し，読者にそのパラグラフの中心テーマや焦点を明確に示す役割を果たす．効果的なトピック・センテンスは，文章の流れをスムーズにし，読者が内容を迅速に把握する手助けとなる．

　一般的に，トピック・センテンスはパラグラフの1行目に書く[2]．たとえば，表1に示したパラグラフを見てほしい．このパラグラフのトピック・センテンスは「コミュニケーションは，人々の関係を構築し，維持するうえで不可欠な要素である」（表1下線）であるが，これを読めば，このパラグラフで何を主張し，残りの文章がどんな内容であるかをおおよそ理解できるはずだ．このように，トピック・センテンスはパラグラフの最も重要な主張を伝えるためのものであり，その1文でパラグラフの内容を明示する役割がある．

　しかし，議論を展開させたいときに，パラグラフの途中にトピック・センテンスを配置することがある．たとえば，表2のパラグラフを見てほしい．このパラグラフは，3文目にある「しかし，チーム医療の実践には，メンバー間の信念対立が障壁となる可能性がある」（表2下線）がトピック・センテンスになっている．一目でトピック・センテンスとわかるように，後述する接続詞を使うなどして議論の流れを明確に変えている．このように，トピック・センテンスは通常，パラグラフの冒頭に配置するが，必要に応じて中段に置くことができる．

　なお，表2の1行目と2行目のようなパラグラフをつなぐ役割をもつ文章は，トランジション・センテンス，またはリンキング・センテンス（linking sentence）と呼ぶ[3]．トランジション・センテンスは接続詞とともに，前後のパラグラフ間の関連性や論理的なつながりを示すために必要である．詳細については接続詞と併せて後述する．

### 2) トピック・センテンスを書くコツ

トピック・センテンスを書くコツとしては，①フリーライティング，②質問，③リスト化，④図式化，⑤アウトラインの作成，がある[3]．これらの方法は，研究論文のテーマを視点にして適切に選択・活用し，トピック・センテンスを書くために用いる．なお，私は主にアウトラインの作成を使用しているが，①〜⑤を複数組み合わせてもよい．いずれにしても，うまく使いこなせば，パラグラフを代表するトピック・センテンスを書きやすくなる．

### (1) フリーライティング

フリーライティングは，書きながら考えることで主張をつくり出す方法である．時間制限や文法制限などを気にせずに自由に書くことで，思考や感情を言語化しやすくなり，自分の主張や視点が明確になる．

### (2) 質問

質問は，誰が（who），何を（what），どこで（where），いつ（when），なぜ（why），どのように（how）を問いかけ，主張を洗練する方法である．これらの質問に答えることで，主張の範囲や根拠や目的がはっきりし，読者に伝えるべきメッセージが明確になる．

### (3) リスト化

リスト化は，ブレインストーミングによって思いついた内容をリストアップし，パラグラフの概要をつくり，主張をつくり出す方法である．リスト化することで，自分の考えを整理しやすくなり，重要なポイントや関連する事実，例がみえてくる．

### (4) 図式化

図式化は，マインドマップなどで思いついたアイデアを視覚化し，中心となる主張を見いだす方法である．図式化することで，自分の考えを具体化しやすくなり，主張とサポート・センテンスの関係や順序がわかりやすくなる．

### (5) アウトラインの作成

アウトラインの作成は，思いつくままに文章を箇条書きで作成し，加筆修正しながらトピック・センテンス，サポート・センテンス，コンクルーディング・センテンスをつくる方法である．アウトラインの作成は，パラグラフ全体の構造や流れを把握しやすくする効果がある．

### (6) トピック・センテンスの加筆修正

トピック・センテンスは，パラグラフの主要な主張を示すものであるが，次に説明するサポート・センテンスを書く過程でその内容や方向性が変わることがある．サポート・センテンスを書き進める中で，新たな視点や情報が浮かび上がり，それによってトピック・センテンスの内容が適切でなくなる場合があるためだ．このような場合，トピック・センテンスとパラグラフ全体の内容が一致しなくなると，読者に混乱を与える可能性がある．そのため，サポート・センテンスを書き進める中でトピック・センテンスの内容に適合しなくなったと感じた場合は，トピック・センテンスの再検討や修正を行うことが推奨される．これにより，パラグラフ全体の一貫性と明瞭性を保つことができる．

表3　サポート・センテンスの例

> チームマネジメントは，組織の成功にとって不可欠な要素である．<u>チームマネジメントは，個々のメンバーが自分の役割を理解し，それぞれが最大限に貢献できるようにするための手段である．効果的なチームマネジメントは，メンバー間のコミュニケーションを促進し，問題解決と意思決定のプロセスを改善する．また，チームマネジメントは，メンバーが共通の目標に向かって一致団結することを可能にし，組織全体の生産性と効率を向上させる．</u>したがって，チームマネジメントは組織の成功を支える重要な役割を果たす．

## ② サポート・センテンス

### 1）サポート・センテンスとは

　サポート・センテンスは，トピック・センテンスの主張を補強し，具体化するための文であり，トピック・センテンスの内容を詳細に展開する役割を果たす．このセンテンスは，トピック・センテンスの内容や主張を明確に裏付ける事実，根拠，例示，理由などを提供することで，その説得力を高める．特に研究論文の序論部分では，トピック・センテンスに基づいて，先行研究の根拠やその解釈，リサーチギャップといった事実を明示的に示すサポート・センテンスが必要となる．また，考察部分では，研究結果を解釈する際や，先行研究との関連性を示す際にもサポート・センテンスが活用される．1つのパラグラフには，トピック・センテンスが1つ含まれるのに対し，サポート・センテンスは2つ以上含まれることが一般的である．重要なのは，サポート・センテンスがトピック・センテンスとの関連性を明確に保持していることであり，その関連性を失うと，パラグラフ全体の一貫性や説得力が低下する可能性がある．

### 2）サポート・センテンスの書き方のコツ

　一般的に，サポート・センテンスはトピック・センテンスの後に書く．たとえば，**表3**のパラグラフを見てほしい．このパラグラフは，まず1文目の「チームマネジメントは，組織の成功にとって不可欠な要素である」がトピック・センテンスである．次いで2～4文目にある「チームマネジメントは，個々のメンバーが自分の役割を理解し，それぞれが最大限に貢献できるようにするための手段である．効果的なチームマネジメントは，メンバー間のコミュニケーションを促進し，問題解決と意思決定のプロセスを改善する．また，チームマネジメントは，メンバーが共通の目標に向かって一致団結することを可能にし，組織全体の生産性と効率を向上させる」（**表3**下線）がサポート・センテンスになっている．このように，サポート・センテンスは通常，トピック・センテンスの後に配置される．

　サポート・センテンスは，その内容が論理的に整理されていることが非常に重要である[1]．例として，「作業療法の歴史を振り返ると，専門職としての同一性の危機を体験してきたことがわかる」というトピック・センテンスを考える．このトピック・センテンスの後に続くサポート・センテンスでは，作業療法の歴史的な変遷や，その中での専門職としての同一性の危機の具体的な事例を示す必要がある（**表4**下線）．このとき，サポート・センテンスの中で示される事実や事例が，時間的な順序や重要度，因果関係などの論理的な流れに従って整理されていることが求められる．これにより，読者は著者の考えを追い

表4 論理的に整理されたサポート・センテンスの例

　作業療法の歴史を振り返ると，専門職としての同一性の危機を体験してきたことがわかる．作業療法の起源は，道徳療法（18〜19世紀），プラグマティズム（19〜20世紀初頭），アーツアンドクラフツ運動（19〜20世紀初頭）に遡ることができ，その時点ではまだ専門職としての地位を確立していなかった．20世紀初頭には，療法として「作業」を用いる専門職として作業療法士の役割が認識されはじめた．しかし，第一次世界大戦，世界大恐慌，第二次世界大戦を経ていくうちに医学モデル化が進み，作業の不使用あるいは作業の部分使用という事態に陥ってしまい，他の専門職と比較してその専門性が不明確になった．それは作業療法内外で批判を浴びたが，ライリーの提案で作業療法の原点回帰が進んだ．その後，作業療法士は自身の役割と専門性を明確化し，専門職としての地位を確立していった．こうしたことから，作業療法は専門職としての同一性を確立するまでに，多くの時間と努力が必要であったことがわかる．

表5 想定される主たる読者にトピック・センテンスの知識がないと想定される場合

　作業には肯定的影響と否定的影響がある．作業療法では，「作業」は日常生活を構成する仕事，遊び，日常生活活動，休息，睡眠などのさまざまな活動を指す．これには，したいこと，する必要があること，することが期待されることが含まれる．そうした作業は，個々の健康状態を改善し，幸福感を高めるなどの肯定的な影響を及ぼすことがある．他方，多すぎる作業，少なすぎる作業，退屈な作業，リスクのある作業などの場合，人々の健康状態や幸福感を損ねる可能性があり，これが否定的な影響となる．したがって，作業療法士は，作業の肯定的な側面を最大限に引き出し，否定的な側面を最小限に抑えるための戦略を開発する必要がある．

表6 想定される主たる読者にトピック・センテンスの知識があると想定される場合

　作業には肯定的影響と否定的影響がある．たとえば，適度なスポーツという作業は健康を改善する．他方，暴飲暴食という作業は健康を悪化する．したがって，作業療法士は，作業の肯定的な側面を最大限に引き出し，否定的な側面を最小限に抑えるための戦略を開発する必要がある．

やすくなり，文章全体の理解が深まる．特に，複数の事実や事例を示す場合，それらがランダムに配置されていると，読者は混乱する可能性がある．したがって，サポート・センテンスを書く際には，その内容が論理的な順序で整理されていることを常に意識することが重要である．

　加えて，サポート・センテンスは，想定される主たる読者がトピック・センテンスについてどれくらい理解しているかを考慮しながら書く[1]．サポート・センテンスはトピック・センテンスの理解を助ける役割があるため，想定される主な読者によって書き方を変える必要がある．たとえば，「作業には肯定的影響と否定的影響がある」というトピック・センテンスを書いたと仮定する．主たる読者が作業療法士以外であると想定される場合は，サポート・センテンスでトピック・センテンスに関する説明を行ったうえで，その主張を説明していく必要がある（表5下線）．

　他方，主たる読者が作業療法士であると想定されるならば，トピック・センテンスに対する直接の説明にすぐつなげることができる（表6下線）．例では私の専門の一つである作業療法になっているが，この法則は他の領域でも同様に当てはまる．したがって，サポート・センテンスはトピック・センテンスに説得力をもたせる文章であるため，主な想

**表7　トピック・センテンスから逸脱したサポート・センテンスの例**

コンフリクト・マネジメントは，組織内の対立を効果的に解決するための重要なスキルである．たとえば，チーム内で意見が分かれた場合，コンフリクト・マネジメントの技術を用いることで，対立を建設的な議論に変えることが可能である．また，医療分野では，疾患の予防と管理における重要な要素となっている．したがって，コンフリクト・マネジメントは，チーム内の対立を解決し，よりよい結果を得るための必須のスキルであるといえる．

**表8　コンクルーディング・センテンスの例**

チーム医療は，患者のケアを最適化するための効果的なアプローチである．チーム医療は，異なる専門家が協力して患者の治療を行うことで，総合的なケアを提供することができる．各専門家は，自分の専門分野の知識を持ち寄り，患者の症状や状態に最適な治療を提案することができる．また，チーム内のコミュニケーションが活発に行われることで，患者の状態の変化や治療の進行状況を迅速に共有することができる．チーム医療は，患者に最高の医療サービスを提供するための鍵となるアプローチであるといえる．

定読者の知識水準に合わせて書く内容を調整する必要がある．

### 3) 留意点

　留意点として，サポート・センテンスでは新しい主張を書いてはいけない[1]．たとえば，表7のパラグラフを見てほしい．この例のトピック・センテンスは「コンフリクト・マネジメントは，組織内の対立を効果的に解決するための重要なスキルである」であるが，2つあるサポート・センテンスのうち1つが「また，医療分野では，疾患の予防と管理における重要な要素となっている」（表7下線）となっており，トピック・センテンスにない新しい主張になっている．基本的にこのようなサポート・センテンスは同一パラグラフに含めてはいけない．なぜなら，これらの文章はトピック・センテンスに紐づいたものではないからだ．もし，サポート・センテンスを書いているときに，新しい主張を行う必要があると気づいたら，別の新しいパラグラフをつくり出す必要があるかを検討するべきである．新しい主張を行う場合は，それに対応するトピック・センテンスが必要になり，それは既存のパラグラフではなく新しいパラグラフのトピック・センテンスとして書くとよい．

### 3 コンクルーディング・センテンス

### 1) コンクルーディング・センテンスとは

　コンクルーディング・センテンスは，パラグラフの内容をまとめる役割がある[3]．適切に書かれたコンクルーディング・センテンスは，トピック・センテンスとサポート・センテンスで論じた内容を踏まえたうえで，パラグラフ全体の結論を示す文章になる．たとえば，表8に示したパラグラフを見てほしい．これのコンクルーディング・センテンスは，「チーム医療は，患者に最高の医療サービスを提供するための鍵となるアプローチであるといえる」（表8下線）である．この文章はトピック・センテンスとサポート・センテンスを受けて，トピック・センテンスで主張した内容を踏まえて結論・まとめを示したかたちになっている．つまり，パラグラフの最終的な見解が，この1文で示されている．この

表9　コンクルーディング・センテンスに接続詞を加えた例

> チーム医療は，患者のケアを最適化するための効果的なアプローチである．チーム医療は，異なる専門家が協力して患者の治療を行うことで，総合的なケアを提供することができる．各専門家は，自分の専門分野の知識を持ち寄り，患者の症状や状態に最適な治療を提案することができる．また，チーム内のコミュニケーションが活発に行われることで，患者の状態の変化や治療の進行状況を迅速に共有することができる．<u>したがって</u>，チーム医療は，患者に最高の医療サービスを提供するための鍵となるアプローチであるといえる．

ように，コンクルーディング・センテンスはパラグラフ全体に結びついた見解を示すかたちで書く．

## 2) 接続詞の活用

コンクルーディング・センテンスは，一目でそれとわかるように接続詞を使うことがある[1]．たとえば，「したがって」，「そのため」，「それゆえ」，「要するに」，「いずれにせよ」，「このように」などの接続詞を使うと，その後に続く文章が結論を示すものであると明示できるからだ．実際に，表8のコンクルーディング・センテンスに結論を示す接続詞を追加した表9をみてほしい（表9下線）．おそらくそのほうが結論・まとめであると明確にわかるはずだ．このように，コンクルーディング・センテンスでは，パラグラフにおける役割を明確に示すために，接続詞を効果的に使うことがある．

## 3) 留意点

コンクルーディング・センテンスは，パラグラフの結論やまとめとしての役割を果たすが，必ずしもすべてのパラグラフに必要というわけではない．特に，サポート・センテンスが少なく，情報量が少ない場合，コンクルーディング・センテンスを追加すると冗長な印象を与えることがある．そのため，パラグラフの内容が簡潔であり，トピック・センテンスやサポート・センテンスが明瞭である場合，コンクルーディング・センテンスを省略することも一つの選択肢となる．重要なのは，読者がパラグラフの内容を理解しやすいかたちで提示されることであり，そのための最適な構成を選択することが求められる．

## 4 トランジション・センテンスと接続詞

## 1) トランジション・センテンスとは，接続詞とは

パラグラフは，トランジション・センテンスや接続詞を活用することによって，論理性や一貫性を高めることができる．トランジション・センテンスとは，あるセンテンスやパラグラフから次のセンテンスやパラグラフへ読者を導く役割を果たす文章である．たとえば，研究方法の説明を終えて結果のセクションに移る場合，「次に，この研究で得られた結果について述べる」というトランジション・センテンスを使用することができる．

## 2) つなぎ方の種類

接続詞とは，文や節をつなげる働きをする単語や句のことで，前後の関係を示すことができる．接続詞は順接，逆接，並列，因果，説明などがある．

順接とは，前のセンテンスと同じ方向に進む関係を示す接続詞である．たとえば，「そし

て」,「さらに」,「そのうえ」,「また」などがある.「COVID-19 は感染力が高い. <u>しかも</u>, 重症化するリスクもある」などと使う.

逆説とは,前のセンテンスと反対の方向に進む関係を示す接続詞である.たとえば,「しかし」,「だが」,「一方」,「それに対して」などがある.「COVID-19 は感染力が高い. <u>しかし</u>, ワクチン接種や感染予防策で防ぐことができる」などと使う.

並列とは,前のセンテンスと同じレベルやカテゴリの関係を示す接続詞である.たとえば,「第 1 に」,「第 2 に」,「または」などがある.「COVID-19 は呼吸器系<u>または</u>消化器系に影響を与える」などと使う.

因果とは,前のセンテンスと原因や結果の関係を示す接続詞である.たとえば,「なぜなら」,「だから」,「そのため」,「したがって」などがある.「COVID-19 は重症化するリスクがある. <u>なぜなら</u>, 肺炎や多臓器不全を引き起こす可能性があるからだ」などと使う.

説明とは,前のセンテンスと補足や具体化の関係を示す接続詞である.たとえば,「つまり」,「すなわち」,「具体的には」などがある.「COVID-19 は感染予防策で防ぐことができる. <u>たとえば</u>, マスク着用や手洗い,ソーシャルディスタンスなどの基本的な対策を行うとよい」などと使う.

これらの接続詞は,パラグラフ内およびパラグラフ間をつなげる場合に使うことができる.接続詞を使うことで,読者は著者が何を言いたいかや,どういう順序で言っているかがわかりやすくなる.また,接続詞を使うことで,著者自身も自分の考え方や主張の展開に整理や構造をもたせることができる.

トランジション・センテンスと接続詞は,共に「つなげる」ことが役割であるが,接続詞はしばしばトランジション・センテンス内で使用されることで,異なるセンテンスやパラグラフ間の流れを明示的に示す.この結果,読者にとってテキスト全体の一貫性と連続性が向上する.たとえば,「多くの研究がこの方法の有効性を示している. <u>しかし</u>, それにはいくつかの制限がある」という場合,接続詞の「しかし」がトランジション・センテンスの役割を強化している.

## 5 パラグラフ・ライティングのためのテンプレート

本章では,パラグラフ・ライティングに慣れやすくするために,「穴埋め式テンプレート」を用意した (**表 10**). テンプレートはパラグラフの主な構成要素である,トピック・センテンス,サポート・センテンス,コンクルーディング・センテンスに焦点を当てている.穴埋め式テンプレートの使い方は以下の通りである.

1. ( ) 内に示唆された内容にかかる言葉を入れる.
2. **トピック・センテンス**:主なアイデア/主語からはじめ,文脈/議題を明確にする.これでパラグラフの方向性が決まる.
3. **サポート・センテンス**:トピック・センテンスをより深く掘り下げる.トピック・センテンスを補強するために,具体的な例,詳細,説明などのセンテンスを複数提示する.

表10　パラグラフ・ライティングのための穴埋め式テンプレートと具体例

| センテンス | 穴埋め式テンプレート | 具体例 |
|---|---|---|
| トピック | （主なアイデア/主語）は（文脈/議題）の本質的な側面である． | 精神科作業療法では，意味のある作業への参加を促すことで，クライエントの健康，幸福，生活の維持，回復，向上を目指す． |
| サポート | まず，（具体的な例，詳細，説明など）．また，（具体的な例，詳細，説明など）．さらに，（具体的な例，詳細，説明など）． | まず，意味のある作業に参加することは，気晴らしの役割を果たし，クライエントが苦痛を感じる考えや，症状から意識をそらすのに役立つ．また，クライエントが有意義だと思う作業に参加することで，自尊心が高まり，達成感が醸成される．さらに，これは日常生活に不可欠な技能の習得にも役立つ． |
| コンクルーディング | このように，（主旨の要約または重要性の強調）． | このように，精神科作業療法は意味のある作業を治療的に用いることで，クライエントの精神的，社会的な状態を回復し，日々の生活を支える技能の修得を可能にする． |

4. **コンクルーディング・センテンス**：パラグラフをまとめ，最も主張したいことの重要性を補強するセンテンスで締めくくる．

パラグラフ・ライティングが難しく感じる人は，穴埋め式テンプレートを使うことによって徐々に慣れていくとよい．

## 複数のパラグラフの組み立て方

研究論文の構造として，図１のように，１つの論文は複数のパラグラフから成り立っていることが一般的である[1]．これらのパラグラフは，順接，逆説，並列などの関係性をもって連携し，全体としての論旨を明確に伝える役割を果たす．研究論文を論理的かつ読み手にとってわかりやすく構築するためには，これらのパラグラフの組み立て方や関係性を深く理解し，適切に適用することが不可欠である．特に，順接，逆説，並列の関係性をもたせることが難しいパラグラフが存在する場合，そのパラグラフが論文全体の流れや内容と適切に結びついているかを再評価し，必要に応じて構成を見直すことが推奨される．

### 1 順接

順接では，複数のパラグラフを因果関係でつなげたり，内容を付け加えたり，説明したりするような仕方でつなげる．例として，序論の第１パラグラフで「人間は作業的存在であり，意味のある作業への参加はその生活の質や健康にとって極めて重要である」という主張を設定した場合を考えてみよう．次の第２パラグラフで「作業療法においては，意味のある作業への関与や参加度を評価するための尺度が必要不可欠である」と進めることで，第１パラグラフを補完し拡張するかたちで順接の関係性を築くことができる．このように，順接の関係性は複数のパラグラフをまっすぐ縦につなげる役割を果たす．

接続詞を使って前後の関係を示す場合，順接では，「そして」，「さらに」，「そのうえ」，

```
┌─────────────────────────────────────────────────┐
│ 文章全体の目的                                      │
│  ┌────────────────────────────────────────────┐  │
│  │ 各セクションの目的                            │  │
│  │      各セクションは文章全体を支持する           │  │
│  │  ┌──────────────────────────────────────┐  │  │
│  │  │ 各パラグラフ                           │  │  │
│  │  │    各パラグラフは各セクションを支持する    │  │  │
│  │  └──────────────────────────────────────┘  │  │
│  └────────────────────────────────────────────┘  │
│  ┌────────────────────────────────────────────┐  │
│  │ 各セクションの目的                            │  │
│  │      各セクションは文章全体を支持する           │  │
│  │  ┌──────────────────────────────────────┐  │  │
│  │  │ 各パラグラフ                           │  │  │
│  │  │    各パラグラフは各セクションを支持する    │  │  │
│  │  └──────────────────────────────────────┘  │  │
│  └────────────────────────────────────────────┘  │
│  ┌────────────────────────────────────────────┐  │
│  │ 各セクションの目的                            │  │
│  │      各セクションは文章全体を支持する           │  │
│  │  ┌──────────────────────────────────────┐  │  │
│  │  │ 各パラグラフ                           │  │  │
│  │  │    各パラグラフは各セクションを支持する    │  │  │
│  │  └──────────────────────────────────────┘  │  │
│  └────────────────────────────────────────────┘  │
└─────────────────────────────────────────────────┘
```

図 1　複数のパラグラフの構造

「また」などを使うことが多い．たとえば，上記の第 2 パラグラフを「そして，作業療法においては……」と始めることで，前のパラグラフとの因果関係を明確にすることができる．このように，順接では接続詞を効果的に使って議論をつなげていくことができる．

### 2　逆接

　逆接では，前のパラグラフの内容を反転させたり，対比させたり，ギャップを指摘したりするような，議論の流れを変えるかたちでつなげる．接続詞を使って前後の関係を示す場合，逆説では，「しかし」，「だが」，「一方で」，「それに対して」などを使うことが多い．たとえば，上記の第 2 パラグラフの次に「しかし，クライエントとの作業遂行面接の結果から，意味のある作業への結び付きの程度を測定できる尺度はない」と主張したと仮定する．この場合，ここまでの議論のギャップを指摘するパラグラフ展開になっており，議論の流れを変える論理展開である逆接を採用しているといえる．逆接は，主張を変転させることができ，新しいアイデアを主張したり，問題点を明らかにしたり，欠損する知識を指摘するときなどに使える．

### 3　並列

　並列では，複数のパラグラフで共通の主張を説明する仕方で構成する．並列は，同じレベルやカテゴリの内容を平行的に示すことができ，議論の整理や分類，比較を行う効果がある．たとえば，考察の第 1 パラグラフで「本研究で明らかになった知見は主に 3 つあっ

た．第1に◯◯◯がわかった．第2に△△△が明らかになった．第3に□□□であった．以下にその論拠を述べる」と主張したと仮定する．そして，その後に続く3つのパラグラフで，「第1に……」，「第2に……」，「第3に……」というように，前後の接続関係をもたせずに議論を組んでいったとしよう．このようなパラグラフの組み立て方は並列に該当する．並列は複数のパラグラフで，特定のパラグラフを詳述するときに使うことができる．

＊        ＊

　以上のように，複数のパラグラフを組み立てる技法は，研究論文の内容を効果的に伝えるために不可欠である．順接，逆説，並列などの理解と適切な使用は，研究内容をわかりやすく，かつ魅力的に表現するための基本である．読者の方々もこれらの技法を覚え，自身の文章作成に活かしていこう．

## まとめ

　今回は，アカデミック・ライティングの基礎であるパラグラフ・ライティングについて包括的に解説した．これは，研究論文を書くうえで欠かせないスキルセットであるため，必ず習得しておくべきである．これを自覚的に使えるかどうかで，文章は大きく変わる．パラグラフ・ライティングでは，トピック・センテンス，サポート・センテンス，コンクルーディング・センテンスの3つの要素を組み合わせて，1つの主張を効果的に伝えることができる．また，トランジション・センテンスや接続詞を使って，異なるセンテンスやパラグラフをスムーズにつなげることができる．さらに，複数のパラグラフを順接，逆説，並列などの方法で構成することで，論理的でわかりやすい文章を作り出すことができる．これらのテクニックを身につけることで，読者に対して自分の考えや研究成果を明確に伝えることができるようになる．

　なお，このライティング・テクニックを習得するにはトレーニングが欠かせない．パラグラフ・ライティングの独習に励みたい方は，自主トレーニングシートを無料ダウンロードできるようにしているのでぜひ活用してほしい（図2）．自主トレーニングシートでは，パラグラフ・ライティングの演習問題が用意されており，このスキルをトレーニングすることができる．

図2　パラグラフ・ライティング自主トレーニングシートのQRコード

### 文　献

1) 倉島保美：改訂新版 書く技術・伝える技術．あさ出版，2019
2) 戸田山和久：最新版 論文の教室―レポートから卒論まで．NHK出版，2022
3) Albrigth ZL, et al：Exploring Writing：Paragraphs and Essay's．McGraw-Hill Education, 2019

# 3 文献を活用するコツ

## はじめに

　研究論文を書くときには，文献をどう活用するかが重要なポイントとなる．使用する文献は，自分の研究テーマに関連する先行研究や最新動向をまとめた研究論文や書籍などである．文献を活用することで，自分の知識をアップデートしたり，研究テーマの重要性や新規性を示したり，結果の意味や価値を明らかにしたりできる．しかし，初学者にとって，文献を活用するコツはなかなか理解しにくいものである．そこで，本章では，文献を活用する目的と方法について具体的なノウハウを解説する．

## 文献を活用する目的

　研究論文を書くときには，文献を効果的に活用することが重要である．文献には，研究者が自分の研究成果や考えを発表した研究論文や書籍などが含まれる．研究論文執筆時に文献を活用する目的は，以下の通りである．

### 1 自分の知識を最新のものにする

　文献の活用は，研究者の知識の更新と研究テーマの深化に不可欠である．研究計画書を作成する際，研究者は関連する主要文献と最新の研究動向を探求している．しかし，時間経過に伴って，既知の先行研究の一部を忘れたり，新しい研究動向を把握していなかったりすることがある．さらに，研究過程で新しい視点が生まれることで，以前に見落としていた文献の重要性に気づくことがある．研究論文の執筆時に文献を再検討することで，最新の研究動向や知識を把握することができる．この過程では，既存の文献の新たな解釈や，深い理解を得ることが可能となることも多い．これらの新たな発見や理解は，研究論文の質を高め，より明確な主張や結論への道筋を示す重要な材料となる．したがって，研究者は研究論文を書く過程で，定期的に文献を参照し，知識を更新し，研究の方向性や焦点を微調整することが重要である．このプロセスは，研究論文の質を向上させるだけでなく，自身の専門性を深化させるための手段となる．

### 2 序論で研究テーマの重要性と新規性を示すために使う

　文献を活用することによって，研究者は「序論」で自分の研究テーマの重要性と新規性を示すことができる．序論では，自分が何を調べたいか，それがなぜ重要か，それがどれ

だけ新しいかなどを述べる必要がある．これらは，読者に自分の研究の目的や仮説，疑問を理解してもらうために必要な要素である．文献は，これらの要素を示すための根拠や資料として活用できる．

たとえば，作業遂行能力が低下した高齢者に対する作業療法の介入効果について調べたい場合，高齢者の作業遂行能力の低下が健康と幸福にかかる問題であること，作業遂行能力が低下した高齢者への作業療法介入が有効であること，しかし作業遂行能力の低下した高齢者への作業療法の評価方法や介入方法にはリサーチギャップがあることなどを文献から引用して示すことができる．

このように，文献は序論で自分の研究テーマの重要性と新規性を示すために使う．

### ③ 方法と結果の書き方の参考にする

研究者は「方法」と「結果」の書き方の参考にするために，文献を活用することができる．方法と結果は，自分がどのように研究を行ったか（方法），どのようなデータが得られたか（結果）を事実に基づいて書く部分である．しかし，事実を書くだけではなく，読者にわかりやすく伝えるためには，どのような順序や構成で書くか，どのような表や図を使うか，どのような言葉や表現を使うかなどを検討し，工夫しながら示す必要がある．文献は，これらの工夫の参考にすることができる．

たとえば，理学療法士が脳卒中患者の歩行能力に対する理学療法の効果について調べた場合，同じようなテーマや方法を使った文献を集めて，どのように方法や結果を書いているかを参考にすることができる．特に，投稿予定の学術誌に掲載されている最近の文献は，その学術誌のスタイルやフォーマットに沿って書かれているので，より参考になる．

このように，文献は方法と結果の書き方の参考にすることができる．

### ④ 考察で結果の意義を明らかにするために使う

文献を活用することによって，研究者は「考察」で自分の結果の意義や価値を示すことができる．考察では，自分の結果が何を意味するか，それがどれだけ重要か，それがどれだけ新しいか，それに基づいて何ができるかなどを述べる必要がある．これらは，読者に自分の研究成果の意味を理解してもらうために必要な要素である．文献は，これらの要素を示すための根拠や資料として活用できる．

たとえば，作業遂行能力が低下した高齢者への作業療法の介入効果について調べた場合，自分の結果が作業遂行能力が低下した高齢者の遂行度や満足度を向上させた理由を文献から引用して解釈できる．また，研究が高齢者の社会参加の促進やQOLの向上につながることを文献から引用して検討できるだろう．さらに，それが従来の作業療法の介入方法と比べて優れていることを文献を踏まえて論じ，今後どのような作業療法の介入が可能かを文献から引用して主張することができる．

このように，文献は考察で自分の結果の意義や価値を示すために使う．

## 5 査読対策で使う

　文献活用は，研究論文の品質向上のみならず，査読対策としても有効である．査読というのは，研究論文の提出後，該当する学術誌の編集者や同じ分野の専門家である査読者による研究の内容や品質の評価過程を指す．この査読結果が論文の掲載，修正，または掲載の却下を左右する．

　研究者は投稿先の学術誌に過去に掲載された文献を調査することで，期待される研究の水準や査読者の基準をある程度予測することが可能である．たとえば，特定の質的研究方法を採用する際，同じ手法を使用した先行研究の中で，どのような書き方が行われているかを確認することは，査読を乗り越えるための有益な手がかりとなる．それは，既存の文献が査読プロセスの中でモデルケースのような役割を果たすからである．

　加えて，投稿する論文中でその学術誌に掲載された過去の関連文献を適切に引用することは，論文がその学術誌のテーマやスコープに適合しているというメッセージを編集者や査読者に伝える手段となる場合がある．この手法は，査読過程で受理確率を向上させる戦略の一部として考えることができる．

　さらに，研究者の文献リストは，研究の内容や背景を補完する情報源としても利用される．編集者や査読者は，研究論文に記載された文献リストを参照することで，研究の焦点や研究者の学術的背景をより深く理解するのに役立つ．この情報は，適切な査読者の選定や査読の焦点を定める際にも活用される可能性がある．

　このように，研究論文執筆において，文献は研究の質の向上だけでなく，査読対策の戦略としても有効に活用できるといえるだろう．

＊　　　　　　　　＊

　以上が，文献を活用する目的についての説明である．文献は，研究論文を書く際に欠かせない資料であり，効果的に活用することによって，研究者は自分の研究成果をより高いレベルで発表することができる．文献活用の目的を理解し，自分の研究テーマや方法に合った文献を選び，適切に引用し，有効に活用することが重要である．

## 文献の集め方【概論編】

　では，効率的に有益な文献を集めるにはどうすればよいのであろうか？

　最初に理解しておくべきは，文献収集の際には研究テーマに密接に関連する文献を中心に絞り込むことの重要性である．年々，出版される文献の数は増加しており，そのすべてをチェックするのは現実的ではない．一見，多くの文献に目を通すことが研究の幅を広げるように感じるかもしれないが，特に初学者の場合，大量の情報に圧倒されてしまい，研究の方向性を見失ってしまうリスクがある．新しい知識やアイデアを収集するための広範な読書は大切だが，特定の研究テーマにおける文献収集では，焦点を絞り込むことが求められる．

　具体的には，以下のようなポイントに注意するとよい．

## 1 古典的な文献を含める

　研究を行うにあたって，そのテーマや方法の背後にある源流を深く理解することは重要である．この理解を深めるためには，古典的な文献を研究の文献として取り入れることを勧める．古典的な文献とは，ある研究テーマや方法の基盤となった，その分野の先駆者や影響力のある研究者による著書や研究論文を指す．これらの文献に目を通すことで，研究の背景や歴史的経緯，そしてその重要性や意義をより深く捉えることができる．また，これらの文献を適切に引用することで，自身の研究論文に深みや説得力をもたせることができる．

　たとえば，作業療法の領域において「作業に根ざした実践」について研究する場合，このテーマの源流を理解するための古典的な文献として，Adolf Meyer や William Rush Dunton Jr. の著作を考えることができる．また，現代の作業療法におけるこのテーマの進化や変遷を追うためには，Mary Reilly や Elizabeth June Yerxa の議論を参照すると有益である．これらの文献を知っていることで，研究の質や議論の深度を向上させることが期待される．

　このように，古典的な文献は研究テーマや方法論の深い理解を得るうえで役立つものであり，研究者としての見識を広げるための重要なツールとなる．

## 2 最新で良質な文献を探す

　研究を進めるにあたり，最新で良質な文献を探すことは極めて重要である．最新で良質な文献とは，自分の研究テーマや方法に関連する最近発表され，その内容や品質が高く評価されている文献である．このような文献を探すことによって，自分の研究テーマや方法が最近の研究動向や知見に沿っているかを確認することができる．また，自分の研究成果が最新で良質な文献と比べてどのような貢献や発展をもたらすかを示すことができる．

　"最新"をどこまで含めるかは判断が分かれるところである．私個人は，分野や研究テーマにもよるが，ひとまず過去3年程度を目安にしている．その区切りでヒットする文献数が少ない場合は，5年，10年，20年，全期間へと延長していく．

　"良質"については，文献本文を読んで直に確認するのが定石だが，その手間を多少なりとも省きたいときは引用回数を手がかりにする．引用回数それ自体は文献の質を示すものではないし，当該領域で論争になったことが反映されただけかもしれない．とはいえ，多数引用された文献は，関連する研究テーマを追求する他の研究者が参照している証拠であり，あなたも目を通したほうがよい可能性がある．それでも，引用回数は相対的なもので，特定の分野やテーマによっては，引用の多い文献が少ないことも考えられるため，文献の選定は注意深く行う必要がある．

## 文献の集め方【実践編】

文献を集めるときに役立つ主なコツは以下の3つである.

### 1 専門書で探す

　まず,専門書に挙げられた引用文献から文献を探す方法がある.専門書とは,ある分野やテーマに関する知識や情報を網羅的にまとめた書籍である.専門書では,多くの文献が引用されており,その出典も明示されている.そのため,専門書を読むことで,その分野やテーマに関する重要な文献を見つけることができる.

　たとえば,作業科学や作業療法の分野では,*Willard and Spackman's Occupational Therapy*[1]はその代表的な専門書として知られている.この書籍は,作業科学や作業療法の最新の理論,実践,研究,教育などの内容を網羅しており,その内容の質と量は世界トップクラスである.また,新しい情報や知見を反映させるために定期的に改訂版が出版されており,最新の研究動向も把握することができる.作業科学や作業療法に関連する研究を行う際には,この書籍の最新版を参考資料としてもっていることが非常に有益である.残念ながら,現在のところ,本書の最新版の日本語訳は存在しておらず,同じような内容の和書も確認されていないのが現状である.

### 2 電子データベースで探す

#### 1) 電子データベースの概要

　PubMed（https://pubmed.ncbi.nlm.nih.gov/）,Google Scholar（https://scholar.google.co.jp/）などの電子データベースで文献を探す方法もある.電子データベースは,研究者や臨床家などが文献を探しやすくするためのインターネット上のサービスであり,これを利用することで効率的に関連文献を収集することができる.電子データベースによって収録している文献の範囲や種類が異なるため,文献収集するときは複数の電子データベースを使うとよい.

　たとえば,PubMedは主に生命科学や生物医学にかかる研究論文を収録しているのに対し,Google Scholarはより幅広い分野をカバーしている.電子データベースでは,文献のタイトルや著者名だけでなく,要約やキーワード,参考文献なども検索できる.また,一部の文献は無料で全文を読むことができる.なお,PubMedはさまざまな検索機能があるため,実際に検索するときは表1を参考に活用するとよい.

#### 2) 無料の文献の見つけ方

　文献へのアクセスは有料であることが多いが,これが研究の障壁となることは避けたい.研究者向けのSNSプラットフォーム,たとえばAcademia.edu（https://www.academia.edu/）やResearchGate（https://www.researchgate.net/）は,その解決策の一つとして利用されることがある.これらのサイトは研究者のコミュニティを形成し,研究成果の共有を目的としている.研究者は自分の研究論文を公開し,他の研究者とのコミュニケーションを

表1　PubMedの主な検索機能

| 検索機能 | 説明 | 具体例 |
|---|---|---|
| フィルター | 検索結果を絞り込むために，記事の種類や出版年などの条件を，検索結果の左側にあるフィルターサイドバーから選択できる． | たとえば，COVID-19に関するレビュー論文だけを見たい場合は，検索ボックスに「COVID-19」と入力した後，フィルターサイドバーから「Review」を選択する． |
| フィールドタグ | 検索語句を特定のフィールドに限定できる．フィールドタグは [ ] で囲んで，検索ボックスに入力する． | ・著者名[au]：著者名(author) で検索する．たとえば，kielhofner [au] と入力すると，kielhofner という著者名を含む記事が表示される．<br>・タイトル[ti]：タイトル(title) で検索する．たとえば，occupation [ti] と入力すると，タイトルに occupation が含まれる記事が表示される．<br>・要旨[ab]：要旨(abstract) で検索する．たとえば，diagnosis [ab] と入力すると，要旨に diagnosis が含まれる記事が表示される．<br>・MeSH用語[mh]：MeSH用語〔米国国立医学図書館が定めるシソーラス（第9章参照）〕で検索する．同じ意味でも異なる表現や言語で記述された記事を効率的に検索できる．たとえば，"coronavirus infections"[mh] と入力すると，MeSH用語に「coronavirus infections」が含まれる記事が表示される．<br>・雑誌名[ta]：雑誌略称（Journal title abbreviation）で検索する．たとえば，"Can J Occup Ther" [ta] と入力すると，「Can J Occup Ther」という雑誌名を含む記事が表示される．<br>・出版年[dp]：出版年(date of publication)で検索する．たとえば，2020 [dp] と入力すると，2020年に出版された記事が表示される．<br>・言語[la]：言語(language) で検索する．たとえば，Japanese [la] と入力すると，日本語で書かれた記事が表示される． |
| 引用符 | 検索語句をダブルクォーテーション（" "）で囲むと，検索語句を正確なフレーズとして検索することができる． | たとえば，"physical exercise" と入力すると，そのフレーズがタイトルや要旨に含まれる記事が表示される． |
| ブール演算子 | 検索語句を AND，OR，NOT で結合して検索することができる．これらのブール演算子は大文字で入力する． | ・AND：たとえば，cancer AND diagnosis と入力すると，cancer と diagnosis の両方が含まれる記事が表示される．<br>・OR：cancer OR diagnosis と入力すると，cancer か diagnosis のどちらかが含まれる記事が表示される．<br>・NOT：cancer NOT diagnosis と入力すると，cancer は含まれるが diagnosis は含まれない記事が表示される． |

図ることができる．特定の文献を求める際，そのタイトルでGoogle検索を試みたり，著者の個人や研究室のWebサイトを探る方法も有効である．このようなアプローチを通じて，電子データベース上で有料の文献が無料で入手可能な場合がある．なお，本来有料の研究論文を無料で閲覧できる海賊サイトも存在するが，これは違法であり，利用は避けるべきである．

### 3) 電子データベースで文献を探すコツ

　実際に，電子データベースを利用する際の一つの効率的なアプローチは，最初にレビュー（総説）論文を検索することである．レビュー論文は，特定の分野やテーマに関す

る研究の動向や主要な成果をまとめて提供してくれるので，研究者にとっては価値ある情報源となる．特に，初めてその分野を調査する際や，既存の研究動向を短時間でキャッチアップしたいときには非常に役立つ．

　レビュー論文にはいくつかの異なる種類が存在し，それぞれの特性や目的に応じて活用される．「メタアナリシス」は，特定の研究テーマに関する複数の研究結果を統合し，統計的に分析を行うことで，そのテーマに関する全体的な結論を導き出すものである．「システマティックレビュー」は，特定の問いや基準に基づいて研究を選択し，それらの研究を詳細に分析することで，網羅的かつ客観的な結論を得ることを目指す．「スコーピングレビュー」は，特定の研究テーマの文献全体を大まかに調査し，そのテーマに関する研究の範囲，内容，特徴，リサーチギャップを把握することを目的としている．「ナラティブレビュー」は，特定の分野やテーマに関する研究を，著者の専門的知識や視点に基づいて解釈し，そのテーマに関する知見や意見をまとめるものである．

　これらのレビュー論文を効果的に検索する際には，研究テーマやキーワードとともに，レビューの種類（メタアナリシス，システマティックレビューなど）を組み合わせて検索することが推奨される．これにより，特定のテーマに関する最も関連性の高いレビュー論文を効率的に探し出すことができるだろう．

　しかし，レビュー論文の利点を最大限に活かすためには，その制約も理解しておくことが欠かせない．レビュー論文は，多数の原典となる研究論文を読解してその内容をまとめたものである．このため，レビュー論文を書いた研究者の解釈や視点が反映されていることが多い．研究論文とレビュー論文の間には，必ずしも一致しない部分や解釈の違いが存在することもある．したがって，レビュー論文の内容をそのまま信じるのではなく，興味をもった文献やポイントに関しては，実際に原典を読み，自分の目で確かめる姿勢が求められる．さらに，レビュー論文が取り上げる文献の範囲は，著者の検索基準や選定基準，使用したデータベースの種類などによって異なる．特に国際的なデータベースや学術誌を基にしたレビュー論文では，特定の言語の文献がカバーされていないこともめずらしくない．そのため，研究の対象や目的に応じて，検索範囲やデータベースの選定を工夫することで，より網羅的な情報収集が可能となる．

　要するに，レビュー論文は研究の出発点や手がかりとして非常に役立つが，研究の質を高めるためには，その背後にある原典となった研究論文を正確に理解し，検討範囲などの制約を考慮することが必要である．

## 4) 関連する検索キーワードのリストを作成する

　専門領域に特有な概念や用語の理解は，その分野の研究者や専門家には一般的であるが，他の領域の研究者や一般の人々にはなじみが少ない場合がある．そのため，電子データベースでの検索時に，特定のキーワードのみに頼ってしまうと，関連する価値のある情報を見逃してしまう恐れがある．たとえば，作業療法や作業科学の「occupation」や「作業」がもつ独自の意味や概念は，他の領域では異なる言葉やフレームワークで表現されることが多い．たとえば，ポジティブ心理学の「フロー」や社会科学の「社会的公正」は，

文献を活用するコツ

それぞれが異なる視点から「occupation」や「作業」に関連する現象を研究している．そのため，電子データベースを活用して文献検索を行う際には，複数の関連キーワードを用いることで，より広範囲かつ深い知識を得ることが可能となる．検索キーワードを事前に作成し，それを基に検索を行うことで，多角的な視点から情報を収集することができるようになる．また，関連する領域の学術誌や専門書も参照することで，概念や研究手法の違いによる新たな視点や知見を取り入れることができる．これにより，自身の専門領域における研究や実践をより豊かにすることが期待される．

### 3 専門家に質問する

研究を行ううえで，自分だけの力量では文献を見つけることが難しい場合がある．このようなとき，その分野やテーマに精通している専門家に助けを求めるのは賢明なアプローチである．専門家とは，自分の指導教員や同僚の研究者といった身近な人物だけではない．契約したリサーチコーチやSNS上の学術コミュニティも貴重な情報源となることがある．しかし，コンタクトをとる際には慎重さが求められる．特に，面識のない専門家にメールやSNSで直接連絡する場合，返答が得られないことも少なくない．これは，彼らが忙しく，多くの問い合わせに一つひとつ応じることが難しいためであり，悪意からではない．そのため，問い合わせる際は具体的かつ簡潔に自身の要件を伝えることが大切である．そうすることで，相手も助言しやすくなる可能性がある．

専門家にアドバイスを求める際のコミュニケーションは緻密さが求められる．はじめに，自分の調査対象や必要としている文献の種類，そしてこれまでの文献探しの手法を明示することが必須である．加えて，すでに手に入れた資料や利用したデータベース，検索方法も併せて伝えることで，専門家はより適切なアドバイスを行いやすくなる．また，すでに調査済みの文献の重複を防ぐこともできる．さらに，効率的な文献の探し方や特定の研究者の注目点，必読とされる文献，最も効果的な検索方法などについて尋ねることも推奨される．これらの情報は，文献探しの有力な指南となる．たとえば，作業療法士として高齢者施設で働いているとしよう．高齢者施設では，認知機能低下やうつ症状を抱える利用者が多くいる．そこで，作業療法士として彼らの生活の質を向上させるために何ができるかを調べたいと思ったとする．その場合，専門家に対して表2で例示したようなメールを送って質問することができる．

なお，表2にはメールの例文と併せて，専門家にメールで問い合わせるための穴埋め式テンプレートを示した．このテンプレートを参考に具体的な内容を入力し，自身の関心に合わせてメールを作成すれば，研究者に質問する際の基盤として利用できるだろう．

## 文献の読み方

文献の効果的な利用は，適切な選別と読解の方法を知ることから始まる．研究論文のスクリーニングは，まずタイトルを基に実施される．もしタイトルが研究テーマと直接関連

表2　メールの穴埋め式テンプレートと例文

| 穴埋め式テンプレート | メールの例文 |
|---|---|
| ［氏名・肩書］　先生<br><br>こんにちは．私は［職業/所属］の［あなたの名前］と申します．<br>私が［活動/職場］で取り組んでいる中で，［関心のある課題や背景］．このテーマに関するお薦めの文献や情報源がありましたら教えてください．<br>私はこれまでに以下の方法で文献を探してみました．［文献検索サイトやツール名］で"［使用した検索キーワード］"という検索式を使って［探している文献の種類］を探しました．その結果，以下の文献を見つけました．<br>　1 ［見つけた文献のタイトル1］<br>　2 ［見つけた文献のタイトル2］<br>これらの文献を読んでみましたが，［具体的な要望や求める情報］．また，文献を探すときに使えるよりよい検索式やキーワードがあれば教えていただきたいです．<br>お忙しいところ申し訳ございませんが，何卒よろしくお願い申し上げます． | 作業 花子 先生<br><br>こんにちは．私は作業療法士として高齢者施設で働いている，佐藤太郎といいます．<br><br>私が働いている高齢者施設では，認知機能低下やうつ症状を抱える利用者が多くおられます．そこで，作業療法士としてクライエントの生活の質を向上させるために何ができるかを調べたいと思っています．作業先生のご専門であるこのテーマに関するお薦めの文献や情報源がありましたらご教示いただけませんでしょうか．<br><br>私はこれまでに以下のような方法で文献を探してみました．<br>・PubMed（https://pubmed.ncbi.nlm.nih.gov/）で"occupational therapy" AND "elderly" AND "quality of life"という検索式を使ってレビュー論文を探しました．その結果，以下の2つのレビュー論文を見つけました．<br>　・The influence of occupation on wellbeing, as experienced by the elderly : a systematic review<br>　・Occupational therapy for community dwelling elderly people : a systematic review<br><br>これらの文献を読んでみましたが，もっと実践的な文献や情報をご存知であれば教えていただきたく存じます．また，文献を探すときに使えるよりよい検索式やキーワードがありましたら，お教えいただけますと幸いです．<br><br>お忙しいところ申し訳ございませんが，何卒よろしくお願い申し上げます． |

※メールの文例で示した2つのレビュー論文は文献2，文献3を参照

していそうであれば，次に要旨を確認する．この段階で，多くの文献は精読対象外となる可能性が高い．

　研究の主旨や関連性が要旨から明らかになれば，次に本文へと進む．私の経験からの提案として，本文は必ずしも序論から読む必要はない．考察部分の冒頭と結論には研究の主要な知見やポイントがまとめられているため，まずこれらを確認し，その後，必要に応じて詳細部分へと進むと効率的である．もちろん，これらの部分が不明瞭な場合，文章は序論から順に読むことが推奨される．

　文献読解の際の助けとして，レビュー・マトリックスの作成が有効である[4]．これは文献のキーポイントを整理するためのツールで，縦横の情報からそれぞれ文献の詳細や研究テーマのトレンドを把握することが可能である．しかしながら，論文の論理的構造をマト

図 レビュー・マトリックスの無料
ダウンロード用の QR コード

リックスだけでつかむのは難しいこともあるため，そのような場合はマインドマップなどの方法で可視化することも考慮するとよい．

なお，図に示した QR コードをスキャンすることで，私のオリジナルのレビュー・マトリックスのテンプレートが無料で利用可能であるので，活用して研究効率を上げてほしい．

文献はさまざまな言語で書かれており，日本語だけでなく英語や他の言語の論文も存在する．英語が得意でない方は，翻訳ツールを活用することで，文献読解の助けとなることもある．たとえば，DeepL 翻訳（https://www.deepl.com/translator/）は高い翻訳精度を誇り，私自身も度々利用している．ただし，専門用語の翻訳は怪しく，たとえば作業療法の用語である "occupational justice" は "職業的正義"（正しくは "作業的公正"），"occupational dysfunction" は "職業性機能障害"（正しくは "作業機能障害"）などと訳される（2023 年 8 月 14 日現在）．今後，生成 AI の進歩に伴って改善されるだろうが，今のところ翻訳された内容は原文に照らして確認する必要がある．有料版を使えば，適切な訳語を覚えさせることができるため，必要経費だと思って有料版を使用することを強く推奨する．

なお，本書の読者の多くは日本語を母国語にしているだろうが，自身の日本語読解能力に過信するのは危険である．驚くべきことに，日本人の約 1/3 は基本的な日本語の文章を理解するのが難しいからだ[5]．私はこの数字を見たときに，想像以上に母国語の運用能力に難がある方がいて，私も含めて「自分だけは大丈夫」などと油断しないほうがよいと思った．日本語論文の場合でも，自分の理解を反省しながら読もう．

## 文献リストの書き方

文献を読み，研究論文で使用したら，その情報を正確に研究論文の文献リストに記載することが欠かせない．そして，その際には各学術誌の投稿規定に正確に従うことが求められる．これは，簡単なようにみえるが，かなり細かい課題であるためミスしやすい．たとえば，著者名の間の区切りにコンマではなくピリオドを使用する場合や，雑誌名や書名の記載方法が異なる場合があるなど，多くのディテールが存在している．さらに，ページ数はハイフン（-）ではなくエンダッシュ（–）を使用する学術誌もあり，注意が必要である．このような細かな指示は学術誌によって異なるため，投稿を予定している学術誌の具体的な投稿規定を何度も確認し，それに基づいて文献リストを作成することが大切である．正確な文献リストは，研究の信頼性を高める不可欠なステップとなる．手を抜くことなく，何度もチェックを重ねて取り組もう．

文献リストの作成は，特定の投稿規定に沿った正確なフォーマットが求められ，非常に緻密な作業が必要となる．そこで，文献管理ソフトの活用を推奨する．文献管理ソフトとは，電子データベースで検索した文献をインポートしたり，自分で文献情報を入力したり

して，自分のパソコンやクラウド上で管理できるソフトウェアである．無料で使える文献管理ソフトの例としては Mendeley（https://www.mendeley.com/）と Zotero（https://www.zotero.org/）がある．文献管理ソフトを使用すると，電子データベースで検索した文献をインポートし，研究論文を書くときに投稿予定の学術誌で求められる文献リストの書き方のフォーマットに合わせて抽出することができる．ただし，インポートした文献情報に誤りや不足がある場合は手動で修正しなければならない．また，インポートできない場合は，自分で文献情報を入力する必要がある．その場合も，任意のフォーマットに合わせて抽出できる．

## まとめ

　本章では，文献を活用するコツについて解説した．文献を活用することは，研究論文を書くうえで欠かせないスキルである．文献を読むことで，自分のテーマに関する背景や先行研究を理解し，自分の研究の意義や目的を明確にすることができる．また，文献を引用することで，自分の主張や考察を根拠づけることができる．さらに，文献を参考にすることで，自分の研究方法や分析手法を適切に選択し，自分の研究結果を他の研究と比較・検証することができる．

　しかし，文献を活用するだけでは，研究論文は完成しない．文献を活用することは，自分の研究の背景や根拠を示すための手段であり，目的ではない．文献を活用する際には，自分のオリジナリティや創造性を失わないように注意しなければならない．また，文献を活用することは，自分の知識や理解度を高めるための手段でもある．文献を活用する際には，単に他人の言葉や考えを借りるだけではなく，自分なりに消化・整理し，批判的に評価することが必要である．

　研究テーマに関連する文献は多岐にわたり，その中から必要な文献を絞り込んで引用することは容易ではないかもしれない．しかし，その努力は決して無駄ではない．先人たちが積み上げた知見を存分に活かして，自身の研究論文を構築していくことで，学術的なコミュニケーションを行う能力が向上するだろう．今後も文献を活用するコツを身につけていき，当該領域の発展に貢献してほしい．

**文 献**

1）Gillen G, et al（eds）：Willard and Spackman's Occupational Therapy（14th ed）. Wolters Kluwer, 2023
2）Jessen-Winge C, et al：The influence of occupation on wellbeing, as experienced by the elderly：a systematic review. JBI Database System Rev Implement Rep **16**：1174-1189, 2018. doi：10.11124/JBISRIR-2016-003123
3）Steultjens EM, et al：Occupational therapy for community dwelling elderly people：a systematic review. Age Ageing **33**：453-460, 2004. doi：10.1093/ageing/afh174
4）Garrard J（著），安部陽子（訳）：看護研究のための文献レビュー——マトリックス方式．医学書院，2012
5）橘　玲：もっと言ってはいけない．新潮社，2019

## 研究論文の執筆で使えるお薦め生成 AI と注意点

　生成 AI と一言で表しても，その具体的なツールは多岐にわたる．特に有名な生成 AI は，OpenAI の Generative Pre-trained Transformer（GPT）シリーズや，それと同じモデルを採用した Microsoft の Bing AI，独自の生成モデルを採用した Google の Gemini シリーズや Anthropic の Claude シリーズなどがある．これらのモデルは，与えられたプロンプトに基づいて，首尾一貫し，文脈に関連した文章を生成することができる．また，これらはアウトラインや草稿など，文章の生成には直接貢献しない場合でも，アドバイザー，ブレインストーミング，文献レビュー，編集・校正，翻訳の段階で活用できる．

　本コラムでは，お薦め生成 AI について解説するが，その内容は 2024 年 5 月 31 日のものである点に留意してほしい．この領域は日進月歩で発展するため，使用する際は必ず最新の情報を確認し，その時点で最高性能の生成 AI を使用する必要がある．

### 1.　Open AI と Anthropic

　さまざまな生成 AI が開発されているが，お薦めは Open AI の GPT シリーズと Anthropic の Claude シリーズである．GPT シリーズには GPT-3.5，GPT-4，GPT-4 Turbo，GPT-4o などがある．現在のところ，性能は GPT-4o が最もよい．また，Claude シリーズには Claude-3-Haiku，Claude-3-Sonnet，Claude-3-Opus などがある．現在，こちらは Claude-3-Opus が最高性能である．

　Open AI と Anthropic の生成 AI は無料版と有料版がある．Open AI の場合，無料版と有料版ともにすべてのモデルを使用できる．ただし，無料版は有料版に比べて，使用回数，入力文字数，出力文字数に制限がある．特に，生成 AI は充実したプロンプトを入力しなければ十分な性能を発揮できないため，入力文字数の上限は多いほうがよい．したがって，Open AI は無料版と有料版で高性能の生成 AI を使用できるとはいえ，有料版の使用を強く推奨する．他方，Anthropic は有料版しか高性能の Claude-3-Opus を使用できない．ゆえに，Anthropic を使う場合は有料版一択ということになる．

　Open AI と Anthropic の有料版は，現在のところともに同価格（20 ドル/月）である．現在，両者の最高モデルである GPT-4o と Claude-3-Opus の性能は近似しているため，どちらと契約してもプロンプト作成の技術があれば満足できる結果を引き出せる．ただし，生成 AI の性能は日進月歩で向上しているため，定期的に最新モデルの性能を比較し，その時々でより優れたモデルを選択することをお勧めする．

　ただ，Open AI の GPT はプラグイン（拡張機能）を提供している魅力がある．たとえば，文献管理ソフトの Paperpile，論文検索ツールの Consensus，生産性を向上させる AI Agents，Web 上の記事を取得する WebPilot，Web Requests など，研究論文の執筆を効率化できるものがある．これらのプラグインを効果的に使いこなすことで，研究者は執筆プロセスをさらに効率化できる場合がある．Anthropic の Claude は，現在のところ，Open AI のようなプラグインに対応していない．したがって，プラグインの使用に関心が

ある場合，Open AI のほうが適しているといえる．

## 2. Perplexity と Poe

　生成 AI は，モデルや用途によって出力に差が生じるため，複数の生成 AI を使用したくなることがある．その場合，Open AI と Anthropic の双方で契約する必要があるが，それは経済的な負担増を意味する．また，契約先が増えるとその管理も煩雑になる．そこで，複数の生成 AI を使用したいというニーズがあるならば，Perplexity と Poe のどちらかがお薦めということになる．

　Perplexity と Poe は，Open AI や Anthropic と同程度の価格帯でさまざまな生成 AI を使うことができる．たとえば，Perplexity を契約すると，GPT-4 Turbo，GPT-4o，Claude-3-Sonnet，Claude-3-Opus などの生成 AI モデルを使用できる．Poe で使用できる生成 AI はさらに多く，GPT-4 Turbo，GPT-4o，Claude-3-Sonnet，Claude-3-Opusの他に，それらよりも多くのプロンプトを入力できるGPT-4 128k，GPT-4o-128k，Claude-3-Sonnet-200k，Claude-3-Opus-200k だけでなく，Google 社が開発するGemini-1.5-Pro，Gemini-1.5-Pro-128k など，Meta 社が開発した Llama-3 70B-T，Llama-3 70b-Groq など，さまざまな生成 AI を使うことができる．ゆえに，複数の生成 AIを使用したいならば，Open AI や Anthropic ではなく，Perplexity や Poe で契約することをお勧めする．

　Perplexity と Poe は使用できる生成 AI モデル数の他に，検索エンジンにアクセスできるか否かが異なる．Perplexity は，GPT-4o や Claude-3-Opus と検索エンジンを融合した使い方が可能である．それゆえ，最新情報を反映させたり，出典元を確認したりできる．他方，Poe はそうした用途に対応していないが，多数の生成 AI を使用できる．多くの生成 AIモデルを使いたければ Poe，検索エンジンと生成 AI を組み合わせたいならば Perplexity を使用するとよいだろう．

## 3. 注意点

　生成 AI の利用にはいくつかの注意点がある．生成 AI は，良質なプロンプトを入力できれば，複雑な文章を生成できるが，完全に独立に研究論文を生成することはできない．また，生成 AI はその複雑さにもかかわらず，学習データからパターンを複製しているだけで，文章の意味を人間のように理解しているわけではない．さらに，生成 AI は出力を固定できないため，同じプロンプトを使用しても生成される文章はそのつど変わることから，研究者側で毎回その内容を判断する必要がある．したがって，生成 AI は研究論文執筆のための促進・補助ツールであり，代筆ツールではない．あなたの名前で発表する文章は，あなたの声を反映させなければならない．研究者は，執筆プロセスを促進・補強するためのツールとして，生成 AI を認識する必要がある．

# 4 研究論文の全体像と効率的な執筆順

## はじめに

　本章では，研究論文の全体像および効率的な執筆順を解説する．詳細については次章以降で解説するため，本章は**第5〜10章**までの見取り図を提供する役割を担うものとなる．各章を読み進めて，全体像がみえなくなったら本章に戻ってくるとよい．

　研究論文の全体像は，投稿する予定の学術誌によって変わるが，一般的には表紙，要旨（Abstract），本文（序論，方法，結果，考察），文献，その他（補足説明や謝辞など）の部品から構成されている．本文は，研究論文の基本型であるIMRaD（イムラッド）に対応している．IMRaDとは，Introduction（序論），Materials and methods（方法），Results（結果），and Discussion（考察）の頭文字をつないだ略語である（図1）．これによって，新知見の科学的な発見プロセスに沿って研究論文を構成することができ，著者にとっても，読者にとっても，論理的でわかりやすく新知見を共有できる．IMRaDは，研究の目的や背景，実施した方法や手順，得られたデータや分析結果，そしてそれらの意味や価値を明確に伝えるための構造であるといえる．国内外を問わず，ヘルスケア領域の学術誌ではIMRaDがよく使われるため，研究論文を書きたい人は必ず理解しておく必要がある．

## 研究論文の全体像

　本章では，研究論文の全体像として，上述した表紙，要旨，本文（序論，方法，結果，考察），文献，その他の概要を述べる．

### 1 表紙（詳細は**第9章，10章**参照）

　表紙には，タイトル，著者・所属・連絡先，キーワードなどが含まれる．これらは，研究論文の基本情報を示すものである．

#### 1）タイトル（詳細は**第9章**参照）

　タイトルは，研究論文の一番のポイントを端的に反映した短い文章である．よくできたタイトルは，研究論文の必須キーワードを使って内容を的確に伝え，読者の関心を引きつけることができる．たとえば，"Effects of occupational therapy on quality of life in breast cancer patients：A systematic review and meta-analysis"[1]というタイトルは，研究の対象（breast cancer patients），研究の目的（Effects of occupational therapy on quality of life），研究の方法（A systematic review and meta-analysis）を明確に示しており，読者に興味をもっ

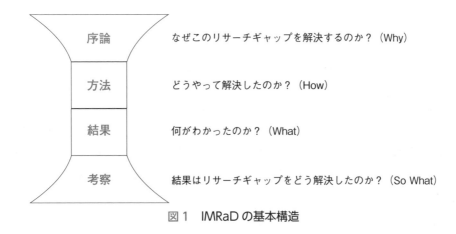

図1　IMRaD の基本構造

てもらえる可能性が高い．他方，できの悪いタイトルは，研究論文の内容を曖昧にしか伝えられず，読者に興味をもってもらえない．もし，上記のタイトルが"occupational therapy and breast cancer"だったならばどうだろうか．おそらく，元のタイトルに比べて不明確であり，何を伝えたいのかわからないだろう．

　また，タイトルは，読者が研究論文を効果的に見つけるための鍵となる．この点から，検索エンジン最適化（Search Engine Optimization：SEO）の重要性が浮き彫りになる．詳細は**第9章**に譲るが，検索結果の上位表示を目指すということだ．SEO の背景には，研究の潜在的な読者がどのようなキーワードを使用して関連する研究論文を検索するかの予測が含まれる．そのため，これらのキーワードや概念をタイトルに効果的に組み込むことで，読者が研究論文を容易に見つけられるようにするのが望ましい．

　学術誌によっては，通常のタイトルに加えて，「ランニングヘッド」と呼ばれる短いタイトルを求めることがある．ランニングヘッドは，学術誌の各ページの上部に配置される短縮されたタイトルである．具体的には，元のタイトルの主要なポイントを凝縮して示すか，あるいは核心をつかんだ短いフレーズに再構築することで作成する．ランニングヘッドも通常のタイトルも，研究論文の中核となる内容や特徴を正確に反映することが必須である．

## 2) 著者・所属・連絡先（詳細は**第10章**参照）

　著者とは，研究に対して主要な貢献をした者（たち）である．研究論文には，著者の氏名と所属と連絡先を明記する必要がある．しかし，研究に関わったすべての者が著者の資格をもつわけではない．著者の資格を決める基準は，学術分野や学術誌によって異なる場合があるが，一般的には医学雑誌編集者国際委員会（International Committee of Medical Journal Editors：ICMJE）[2]が提唱する4つの基準が参考にされる．それらは以下の通りである．

1) 論文の構想，デザイン，データの収集，分析と解釈において相応の貢献をした．
2) 論文作成または重要な知的内容に関わる批判的校閲に関与した．
3) 発表原稿の最終承認をした．
4) 論文のいかなる部分においても，正確性あるいは公正性に関する疑問が適切に調査さ

　れ，解決されることを保証する点において，論文の全側面について責任があることに同意した.

　これらの4つの基準をすべて満たした者だけが著者として名前を記載できる. 共著論文の場合は，著者の中から1人を選んで責任著者とし，学術誌とのやり取りを行う役割を担う. 責任著者は表紙や本文中で明示的に示す必要がある.

　所属は基本的に研究を実施したときのものを示し，連絡先として現所属を記す. 所属は，研究費や人材や設備などの提供元や支援元を示すことで，研究の信頼性や透明性を高める役割を果たす. 所属は，氏名と対応させて表紙や本文中で示す必要がある. 所属が複数ある場合は併記したらよい. たとえば，病院と進学した大学院の両方が所属先であれば，その両方を書く. 研究を実施したときと現在所属している機関や組織が異なる場合は，連絡先として現所属を記すことで，読者からの問い合わせやフィードバックに対応できるようにする.

### 3) キーワード（詳細は**第9章**参照）

　キーワードは，研究論文の中核となる概念を端的に示すもので，読者が該当の研究を検索・発見する際の重要な指標となる. 学術誌によって推奨するキーワードの数が異なるものの，大抵は3〜5つの範囲となる. このキーワードの選定には，研究論文がオンラインで容易に見つけられるよう，SEOの考え方を活用することが欠かせない. 効果的なキーワードは，タイトルに使用されたものとは異なる概念を取り入れつつ，研究論文の主旨を正確に伝える能力をもつものである. たとえば，「精神障害者における作業的公正と健康関連QOLの関係」というタイトルを仮定した場合，「社会参加（social participation）」，「社会的公正（social justice）」，「スティグマ（stigma）」などがよいキーワードになるかもしれない. 一方，非効果的なキーワードとは，研究論文と関連性が低いものや，あまりにも広く一般的なものである. たとえば，上記で仮定したタイトルの場合，「作業」，「健康」，「幸福」などは一般的すぎるために非効果的なキーワードといえるだろう. 研究の核心をしっかり捉え，潜在的な読者がどのようなキーワードで研究を検索するかを検討しつつ，キーワードの選択を行うことが，研究へのアクセス性を高めることにつながる.

### 2 要旨（詳細は**第9章**参照）

　要旨とは，研究論文の要点を短文で示すものである. 多くの学術誌は，要旨の書式や単語数に特定のガイドラインを設けている. 基本的に，目的，方法，結果，考察，結論の5つのポイントを網羅するとよい. 要旨の主要な役割は，読者の興味を引き付け，研究論文の本文への誘うことである. そのため，要旨では研究の主題，使用した手法，得られた結果などの要点を明瞭かつ簡潔に示すことが必要である. 他方，不十分な要旨は，読者の興味を引く力をもたず，研究の本文への関心を喚起することが困難となる.

　また，タイトルと同様に，要旨は読者に研究論文を見つけてもらうために書く，というSEO的な視点をもつ必要がある. そのため，要旨を書く際には，本文の内容を適切に反映しつつ，検索に役立つキーワードも取り入れることが望ましい.

## 3 本文

本文は研究論文の中核部分であり，自分の研究内容を詳しく説明する場所である．本文の書き方にはさまざまなスタイルがあるが，一般的には IMRaD というフォーマットがよく使われる．上述した通り，IMRaD は Introduction（序論），Methods（方法），Results（結果），Discussion（考察）の頭文字をとったものである．IMRaD の基本構造は図 1 に示した通りであり，各パーツにはそれぞれ以下のような役割と執筆ポイントがある．読者は，序論で問題意識や目的を把握し，方法で手法や手順を理解し，結果でデータや分析結果を確認し，考察で意味や示唆を学ぶことができる．

### 1）序論（詳細は**第 8 章**参照）

研究論文の「序論」は，研究の背景や目的を明示的に伝える場として非常に重要である．ここでは，自分の研究が何を目的とし，どんな問題意識や背景から生まれたかを明らかにする．また，先行研究の整理や自分の研究の位置づけ，目的や仮説，疑問を述べる．一般的には「重要性→新規性→目的」の順に議論し，一般的な議論から具体的な議論へと焦点を絞っていく．なお，序論は，「はじめに」，「序章」などと表記されることもあるが，内実は同じである．

### (1) 重要性の明示

重要性では，自分の研究テーマがなぜ価値があるか，どんな社会的・学術的な意義があるかを説明する．研究テーマが，たとえば，医療，保健，福祉，教育など，どの分野に対してどのような価値をもつかを具体的に説明することで，テーマの重要性を伝えることができる．

### (2) 新規性の強調

新規性では，関連する主な文献をレビューし，リサーチギャップを特定する．リサーチギャップとは，これまでの研究で解決されていない領域である．また，自分の研究が先行研究とどう異なり，どのような新しい知見や貢献が期待できるかを示す．

### (3) 目的の明示

目的は，自分の研究がリサーチギャップを埋めるために何を達成しようとするかを具体的に述べることである．また，その目的を達成するためにどんな方法を用いるかも簡単に含めることで，読者は研究の全体像を捉えることができる場合もある．

量的研究の場合は，この目的の後に仮説を明示する場合がある．仮説とは，自分の研究で検証したい説明変数と目的変数の関係を明確に定義したものである．質的研究は，仮説生成が目的であるため，仮説ではなく，現象や経験の意味を問うオープンエンドの疑問を明示する．

＊　　　　　　＊

序論は，読者がそれを読むことによって，リサーチギャップを開拓する理由を了解できるように書く必要がある．そのため，序論では自分の研究が何を問題とし，どういう方法で解決しようとしたか，どんな結果や示唆が得られるかをわかりやすく伝える必要がある．

## 2) 方法（詳細は**第5章**参照）

「方法」は，自分の研究でどのようにデータを収集し，分析したかを具体的に説明したものである．方法は序論で設定した目的を達成するものであるため，研究の目的を基盤にしながら書く．その際，研究デザイン，対象，手段，分析法などを記述する．定番の方法を用いたときには端的に書いていくが，新しい方法を用いたときは詳述する必要がある．また，読者が追試できるようにしたり，妥当な方法で目的を達成したと判断できるようにするために書く，という視点を明確にもつ必要がある．

方法では一般的に，倫理的配慮，研究デザイン，対象者，手続きなどに関する情報を開示する．

### (1) 倫理的配慮

倫理的配慮とは，自分の研究が人や動物などの対象者の人権，尊厳，安全性を守るための措置や，対象者に与える影響やリスクについて考慮し，対策を講じたことを示すものである．たとえば，倫理的配慮では，倫理審査委員会の承認を得たことや，対象者へのインフォームド・コンセント実施などについて記載する．インフォームド・コンセントは，参加者が研究の目的，手続き，想定されるリスクや利益についての情報を理解し，それに基づいて自由に意志表示を行うプロセスを意味する．研究者は，情報提供，同意取得，プライバシーの保護など，研究の各段階での倫理的義務を果たす必要がある．

### (2) 研究デザイン

研究デザインとは，自分の研究がどんな種類や形式の研究法を用いたのかを示すものである．研究デザインは，研究の目的に応じて選択される研究法を示すものであり，これには質的研究，観察研究，介入研究，混合研究などが含まれる．研究デザインでは，自身が用いた研究法を明確に示す．場合によっては，その理由も併せて記載する．

### (3) 対象者

対象者は，研究に参加した者である．執筆にあたっては，サンプリング方法，選定基準（包含基準），除外基準，サンプルサイズ決定方法などについて具体的に記述する．サンプリング方法は，目的に関連する母集団や特定の特性を満たす集団から対象を選ぶ方法である．研究論文には用いたサンプリング方法名と具体的な手続きを記載し，対象者の選定基準と除外基準を明記する．また，サンプルサイズとそれの決定方法についても詳細に説明する．これらの情報は，結果の解釈や結果の適用の範囲を伝えるために欠かせない．したがって，研究論文を執筆する際には，対象者の選び方とその数にかかる情報を明記することが求められる．

### (4) 手続き

手続きとは，自分の研究でデータを収集し分析した具体的な流れや方法のことである．手続きでは，データ収集で使用したツールや質問紙などや，データ分析で使用したソフトウェアや分析手法などを詳細に記述する．手続きは具体的な実施過程を示すため，詳細性，透明性，正確性が求められる．したがって，研究論文を執筆する際には，手続きの部分を特に丁寧に，そして具体的に記述することが不可欠である．

### 3）結果（詳細は**第6章**参照）

「結果」は，自分の研究で得られたデータや分析結果を示す．結果は序論で設定した目的や仮説，疑問に対する解答であり，読者に何が明らかになったのかをわかりやすく伝える必要がある．本文では，見出しや小見出しを使って結果を分類し，見やすくする場合もある．

読者に結果を伝えやすくするために，図表を用いて視覚的に表現し，本文では図表の要点や傾向を解説する．図表はデータや分析結果の詳細を示すものであり，単独で理解できるように作成する必要がある．図表には番号とタイトルをつける．タイトルは図表の内容を簡潔に表すものにしなければならない．たとえば，「図1 介入群と対照群のQOLスコアの比較」や「表2 介入群と対照群のQOLスコアの平均と標準偏差」などのように，図表で示したデータや分析結果の種類や変数名を明記することが望ましい．図表は脚注で説明を補足する場合もある．

また，本文では，図表で示したデータや分析結果の要点や傾向を説明する．たとえば，「図1からわかるように，介入群は対照群よりもQOLスコアが有意に高かった（t（38）＝3.21，p＜.01）．これは，介入群がQOLを改善する効果があることを示唆している」や「表2からわかるように，介入群と対象群のQOLスコアの平均はそれぞれ31.6と23.4であり，標準偏差はそれぞれ5.2と4.8であった．介入群は対照群よりもQOLスコアが高く，その差は8.2点であった」など，データや分析結果を具体的な数値で示し，その傾向や意味を述べる．このように，本文は図表の補足となるものであり，読者がデータや分析結果の意味や重要性を理解できるように整理するものである．

### 4）考察（詳細は**第7章**参照）

「考察」の章は，研究者が得た結果の意義を論じる場であり，結果が具体的にどのような影響や貢献をもつかを詳しく検討する．この章では，研究の目的や仮説，疑問が結果とどれだけ一致し関連しているか，先行研究との関連性や新規性，さらには研究の長所や限界，今後の方向性を詳しく説明する．考察は，読者に結果がもつ意味や背景を伝え，新しい知見の価値を強調することを目的としている．

考察を書き始める際には，まず研究で明らかになった主要な知見を強調する．そして，序論で述べた研究の目的や仮説，疑問と結果との整合性を詳しく検討する．この段階で，目的や仮説，疑問が結果とどれだけ合致しているのか，もし合致していない場合は，それに関する考察や理由を提供する．その後，先行研究との比較，新しい発見の意義や価値，さらには研究の長所や限界，今後の方向性を検討する．

序論と考察は，研究論文の中で相互に関連している．序論は，研究テーマの背景や重要性から始まり，先行研究の概観を通じて新規性を示し，研究の目的を明らかにする．一方，考察は，新たな知見を踏まえて，その結果が先行研究や当該領域にどのように関連し，影響するかを検討する．つまり，序論は一般的な議論から具体的な議論へと進行するのに対して，考察は具体的な議論から一般的な議論へと展開していく．これは，研究の流れや論理構造を読者にわかりやすく伝えるための有効な方法である．

## 5) 結論 （詳細は**第7章**参照）

　以上，IMRaD の全体像を概観した．なお，研究論文では IMRaD の構成の他に，Conclusion に当たる「結論」，「結語」，「おわりに」などを文末に追加して本文を締めることが一般的である．

　結論は，研究論文の全体を通して得られた主要な知見や意義をまとめて述べる部分である．このセクションは研究の重要性を強調する場でもあり，読者が研究論文の中心的なメッセージを容易に理解するのを助ける．

　結論の書き方には，いくつかのコツがある．まず，結論は短く，ポイントを明確にすることが挙げられる．研究の主要な結果や発見を単純に繰り返すのではなく，それらの意味や重要性を中心に論じる．また，あくまで自分の研究結果に基づいて書く必要がある．初学者はたまに過度な一般化を行うが，避けたほうがよい．加えて，研究論文の序論で提起された問題や仮説，疑問に対する答えとしての結論を提示し，読者が問題提起から結論までの論理的な流れを追いやすくする．考察で研究の限界や未解決の問題点を論じていない場合は結論で述べることができる．また，今後の研究の方向性を示唆することができる．

　留意点としては，語句の繰り返しや冗長な表現を避け，わかりやすい言葉を使用することが挙げられる．また，結論を書く際は，研究論文を代表する要点を効果的に伝えることを目指し，研究論文の価値や貢献を明確にする必要がある．この部分は，多くの読者が研究論文の内容を要約する際に参照するため，気を抜くことなく書くべきである．

## 4 文献 （詳細は**第3章**参照）

　文献は，研究論文で使用した他人の著作物や資料を正確に示す部分であり，その信頼性や正確性が研究論文全体の質を左右する要素の一つである．学術誌には，それぞれ独自の文献の書き方や引用スタイルが存在するため，投稿を検討する際には，投稿する学術誌の投稿規定を入念に確認することが欠かせない．

　例として，ある学術誌ではアルファベット順に文献をリストする要求がある一方，別の学術誌では引用順にすることが求められることがある．また，文中での引用方法も規定に従う必要がある．このような細かな部分が正確であることで，研究者の仕事の丁寧さが伝わり，査読者からの信頼を得ることができる．しかし，意外にも多くの研究者がこの部分でミスを犯すことがある．私自身も査読の経験から，規定に従っていない文献の記載を多く目にする．このような基本的なミスを避け，研究の価値を正確に伝えるためには，規定を注意深くチェックし，それに従って文献を記述することが必要である．さらに，文献の探し方や適切な引用の方法については，本書の**第3章**で詳細に触れているので，そちらも参考にしていただきたい．

## 5 その他 （詳細は**第10章**参照）

　研究論文を投稿する際には，本文以外にもさまざまな部分が付随することが多い．それらには，補足資料，謝辞，カバーレターなどが含まれる．

補足資料は，研究の詳細を深く探求したい読者のための参考情報であり，本文には収め切れない図表，方法の詳細，生データ，追加テキストなどを提供する部分である．これにより，研究内容の裏付けや詳細なデータ分析を求める読者が，必要な情報を取得できるようになっている．

　謝辞は，研究の過程や論文執筆に関与した人々や組織への感謝を表明するセクションである．指導教員，共同研究者，アドバイスやサポートを提供してくれた方々，そして研究費の提供者など，研究を成功させるための支援を受けた多くの関係者に対する感謝の言葉を記述する．

　カバーレターは，研究論文を学術誌に投稿する際に添付する手紙で，その論文の編集者や査読者への最初の印象を形成する要素となる．カバーレターでは，研究の主要なポイント，その学術的な意義，そしてその研究論文が選ばれた学術誌に投稿する適切な理由を明確に伝えることが求められる．

## IMRaD と研究法

　IMRaD は研究論文の基本型であるが，その実運用は研究法によって変わるところがある．たとえば，質的研究は結果と考察を 1 つにまとめることがある．質的研究の結果には著者の解釈が入るため，結果と考察をまとめて示したほうが論理的にわかりやすく書ける場合があるためだ．また，事例報告は，方法と結果が事例提示に代わり，そこで事例紹介，評価結果，介入計画，経過などを示す．一方，観察研究や介入研究などの量的研究は IMRaD の基本構造にそのまま従って書くことができる．

　加えて，各種研究法にはそれぞれ報告ガイドラインがあるため，IMRaD の実運用にあたってはそれを活用する必要がある．報告ガイドラインは，研究論文の質と透明性を高めるものであり，研究法ごとに報告すべきポイントについて明示している（**第 1 章**参照）．たとえば，観察研究の報告ガイドラインである STROBE 声明では，バイアスへの対応や統計分析方法について記載すべきであると明記している．他方，質的研究の報告ガイドラインである SRQR では，研究者の特性や信憑性を高める工夫を明記するよう求めている．このように，使用した研究法によって書くべき内容は異なる．そのため，IMRaD を実運用する際には，自身が用いた研究法に適した報告ガイドラインを踏まえる必要がある．

## IMRaD の執筆順

　IMRaD は研究のプロセスを明確に示し，読者が情報を効果的に消化できるように設計されている．しかし，IMRaD の順番通りに書き始めると，序論が難しくて書き進められないことがある．これはライターズブロックと呼ばれる現象であり，研究者などの執筆者が文書を書けなくなる状態である[3]．私自身も経験したことがあるが，ライターズブロックに陥ると，どんなに努力しても言葉が浮かんでこず，たとえ長時間考えても文章が進ま

研究論文の全体像と効率的な執筆順

表　簡単に整理した要旨の例

| |
| --- |
| 目的：ワクチン接種を忌避する理由を質的に明らかにすることである. |
| 方法：構造構成的質的研究．インタビュー |
| 結果：否定的情報に対する信頼，副反応への不安，ワクチンへの不信感というテーマが明らかになった. |
| 結論：ワクチン接種を忌避する人は，ワクチンに対する否定的情報を信頼する傾向にあり，副反応への不安を高めて，ワクチンへの不信感を育んでいることがわかった. |

※上記は架空の研究結果である.

ないことが多い．ライターズブロックを避けるためには，簡単に書けるところから書いていく必要がある.

そこで，お勧めするのが「図表→方法→結果→考察→序論」，あるいは「図表→結果→方法→考察→序論」という執筆順である．この順番は，難易度の低いところから高いところへと段階的に書いていくものである．ライターズブロックを予防したり，改善したりするには，難易度が低いところから，つまり簡単に書けるところから書いていくとよい．IMRaD を簡単な順に並べると，上述のような配置になる．最も難易度が低いのが結果の一部である図表作成であり，その後に方法と結果が続く．方法と結果は，同じぐらいの難易度なので，どちらから書いてもよい．考察は序論と上下対称の構造となっていることからわかるように，序論の次ぐらいに難しい．実際の執筆は循環的プロセスであるため，行きつ戻りつしながら書いていくことになるが，効率的に執筆するためには「図表→方法→結果→考察→序論」，あるいは「図表→結果→方法→考察→序論」の順がお勧めである．**第5～8章**は書きやすい順で構成している.

なお，IMRaD を使った効率的な執筆順は上記の通りだが，事前準備として研究論文全体の内容を簡単に整理しておくとよい[4]．それは，要旨よりもさらに簡略化したものでよく，研究論文の内容を箇条書きでまとめておく（表）．それによって，執筆の方向性が明確になるため，IMRaD を使った執筆を促進しやすくなる.

## まとめ

本章では，研究論文の全体像および効率的な執筆順を解説した．研究論文は，表紙，要旨，本文（序論，方法，結果，考察），文献，その他から構成される．本文は，IMRaD と呼ばれる基本型に従って書くことができる．IMRaD は，科学的発見のプロセスを反映した構造であり，新しい知見を論理的にわかりやすく示すことができる．執筆順は，難易度の低いところから書いていくことで，ライターズブロックを避けることができる．執筆前には，研究論文全体の内容を簡単に整理しておくことが望ましい．この章で研究論文の全体像を理解しておけば，次章以降で詳細な執筆ノウハウを学ぶことができるだろう.

**文 献**

1) He K, et al：Effects of occupational therapy on quality of life in breast cancer patients：A systematic review and meta-analysis. Medicine（Baltimore）**102**（31）：e34484, 2023. doi：10.1097/MD.0000000000034484
2) 日本医学雑誌編集者会議（編）：医学雑誌編集ガイドライン 2022. 日本医学会, 2022. https://jams.med.or.jp/guideline/jamje_2022.pdf（2022 年 9 月 13 日参照）
3) Barrios MV, et al：The treatment of creative blocks：A comparison of waking imagery, hypnotic dream, and rational discussion techniques. Imagin Cog Pers **1**：89-109, 1981
4) 辻本哲朗：これで解決！ みんなの臨床研究・論文作成. 医学書院, 2021

4

研究論文の全体像と効率的な執筆順

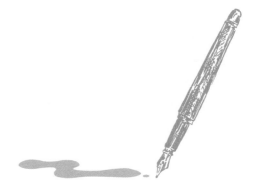

# 5 「結果」の書き方のコツ

## はじめに

　本章では，IMRaD の構成要素である「結果（Results）」の書き方を解説する．「結果」では「何がわかったのか？（What ?）」を明確にするために書く．つまり，「結果」は研究疑問に対する回答を示す部分であり，読者が研究の成果を理解し，評価するための基礎となる．本章では「図表」の作成法を含めて詳しく解説していく．

## 「結果」を書く目的

　「結果」を書く目的は，査読者を含む読者にリサーチギャップを解決するための新しい発見を提示することである．リサーチギャップを埋めることは，研究における重要な課題であり，「結果」はその課題に対する具体的な回答として機能する．この目的を達成するために，「結果」セクションでは以下の点に留意する．
- 研究の目的や仮説，疑問に沿って，主要な結果を提示する．
- 図表やグラフを効果的に用いて，結果を視覚的に表現する．
- 結果の解釈は「考察」に譲る．

　これらの点に注意して「結果」を書くことで，研究の成果を効果的に伝えることができる．

## 「結果」の要素

　「結果」のセクションは，図表と本文の 2 つの主要な要素から成り立っている．図表はデータや分析結果を視覚的に提示する手段であり，効果的にデザインすることで，読者がその内容を迅速に理解する手助けとなる．また，図表作成は最も簡単である．そのため，執筆の初期段階，すなわち IMRaD フォーマットの主要部分（序論，方法，結果，考察）執筆の前に作成するとよい．「結果」の本文は，その内容を説明する部分であり，IMRaD の構成要素の中では最も書きやすく，最初に手がけるべきセクションである．この本文部分では，作成した図表を参照しながら，主要な発見やその傾向を説明し，データや分析結果が示す意味を解説する．

## 「結果」を書く前の準備

　研究論文の「結果」は，実際に得られたデータの分析結果を報告する部分である．読者は，この部分から研究で明らかになった知見を得ることができる．そのため，「結果」を書くときは，データ分析の結果を正確に伝えることが重要である．

　本章では，効率的・効果的に「結果」を書くために，以下の3つの事前準備を行うことをお勧めする．

### 1 投稿規定の確認

　まず，投稿する予定の学術誌の投稿規定で「結果」の書き方を確認する．投稿規定には「結果」の書き方のヒントが記載されている場合がある．たとえば，*American Journal of Occupational Therapy*（AJOT）では，著者に「データ分析の結果を示すとともに，提示された研究疑問や研究仮説との関連性を明確に示す．結果は偏見や主観的解釈を入れずに記載する」[1]よう求めている．この指示からは，AJOTでは「結果」と「考察」を分けて書くことが望まれていることがわかる．また，AJOTでは，図表を作成するときは本文に戻ることなく，それ単独で理解できるようにしなければならない，と明記されている[1]．つまり，図表にはタイトルや凡例など必要な情報をすべて含めることが求められていることがわかる．さらには学術誌『作業療法』のように，図表の文字サイズや枚数を細かく規定している学術誌もある[2]．このように，学術誌は投稿規定で「結果」の書き方をさまざまな角度から指定しているため，実際に「結果」を書く前に必ず確認する必要がある．投稿規定に従わない場合は，ほぼ確実に修正を求められるし，査読段階で不利になる場合もある．

　投稿規定の確認方法は，学術誌の公式Webサイトや専用の投稿システムにアクセスし，「Instructions for Authors」や「Author Guidelines」といったセクションを探すことが一般的である．これらのセクションには，研究論文の構成やフォーマット，参照の仕方など，投稿に関する詳細なガイドラインが記載されている．

### 2 報告ガイドラインの確認

　次に，自身が用いた研究法に関連する報告ガイドラインを確認する．報告ガイドラインは研究論文の質と透明性を担保するものであり，使用した研究デザインごとに「結果」で記載すべき内容が明示されており，「結果」を書く際の参考になるからである．たとえば，質的研究の報告ガイドラインであるSRQRでは，分析した結果を裏づける証拠として，テキストの引用や写真などデータの一部を示すように求めている[3]．これは，質的研究ではデータそのものが重要な意味をもつことや，読者が分析過程や結論に納得できるようにすることが必要であることを反映している．他方，非ランダム化比較試験の報告ガイドラインであるTransparent Reporting of Evaluations with Nonrandomized Designs（TREND）では，「結果」にITT解析を実施したかどうかを明記するよう求めている[4]．ITT解析とは，割り付けられたグループにかかわらず，すべての被験者を解析対象とする方法であり，バ

「結果」の書き方のコツ

イアスを減らすことができる．報告ガイドラインは研究デザインに応じて書くべき「結果」を明示しているため，「結果」を書き始める前に必ず確認する．

**第1章**で触れたように，各報告ガイドラインは，EQUATOR Network から検索することができる．また，学術誌によっては，投稿規定と一緒に報告ガイドラインを紹介している場合もあるので確認しておくとよい．

### 3 研究論文の確認

「結果」のセクションを書く前に，研究者は「結果」が以前の研究論文でどのように表現されているかを確認すると効果的である．なぜなら，これにより，学術誌の投稿規定や編集者，査読者の意向，そして著者の個人的な書き方の癖やスタイルを理解することができるからである．その知識は，研究者自身の「結果」セクションの書き方を向上させ，その内容をより説得力のあるかたちで読者に伝えるための参照点となる．

特に，自分の研究テーマや研究デザインに密接に関連する論文を参照することは，研究者にとって非常に有益である．このような研究論文は，データの有効な提示方法や結果の効果的な解釈方法に関する示唆を提供する可能性がある．たとえば，自分が行った実験や調査から得られたデータが多岐にわたっている場合，どのデータを優先的に報告するかは難しい判断である．しかし，同じような実験や調査を行った先行研究があれば，その先行研究がどのようにデータを選択し，どのような順序で報告しているかを参考にすることができる．したがって，研究者は「結果」を書き始める前に，投稿を予定している学術誌に掲載されている関連する研究論文を十分に確認することが推奨される．

## 「結果」の書き方のコツ：図表について

事前準備を終えたら，実際に「結果」を書いていく．「結果」は図表から作成する．図表とは，数字や文字を視覚的に整理したものであり，研究の発見や主張を裏付ける証拠として機能する．図表は，IMRaD の本体（序論，方法，結果，考察）の執筆に先立って作成する．その理由は，図表作成が最も簡単なうえに，リサーチギャップを埋める重要な発見を可視化できるからだ．

### 1 表の作成のコツ

表とは，行と列で数字や文字を系統立ててまとめたものである．表は，詳細な結果や分析結果を一目で把握できるようにするために用いる．本文では，表に示した結果の要点や傾向を説明するようにする．例として，図1には「本研究の目的は，X を対象に Y と Z の関連性を検証することである」という架空の研究テーマに基づいたシミュレーションデータによる結果の表を示した．シミュレーションの仮定として，Y 尺度はカットオフ値があり，高 Y 群と低 Y 群に分けて Z 尺度の合計得点の比較を行っている．

この例からわかるように，表には以下の要素が含まれるべきである．

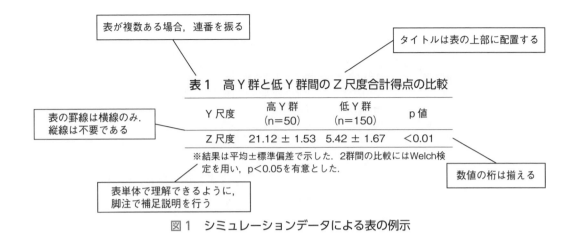

表1　高Y群と低Y群間のZ尺度合計得点の比較

| Y尺度 | 高Y群<br>(n=50) | 低Y群<br>(n=150) | p値 |
|---|---|---|---|
| Z尺度 | 21.12 ± 1.53 | 5.42 ± 1.67 | <0.01 |

※結果は平均±標準偏差で示した．2群間の比較にはWelch検定を用い，p<0.05を有意とした．

図1　シミュレーションデータによる表の例示

- **表のタイトル**：表の上に配置し，表が何を示しているかを簡潔に記述する．
- **表番号**：複数の表があるときは通し番号をつける．
- **行見出し**：行ごとに何を示しているかを記述する．
- **列見出し**：列ごとに何を示しているかを記述する．
- **データ**：行と列が交わる部分に数値や文字などのデータを記入する．
- **脚注**：表単体で内容が理解できない場合や補足説明が必要な場合に記述する．
  また，表作成時には以下の点に注意する．
- 基本的に縦線は使用せず，横線は最小限使用する．
- 数値は小数点以下の桁数を揃えておく．
- 統計的な分析結果（検定結果や効果量など）は，投稿する予定の学術誌の規定や報告ガイドラインに従って，表に記載するか本文中で述べるかを決める．
- 表の内実は実施した研究によって異なるため，どのような表を記載するべきかは，個別に考える必要がある．その際には，自分の研究テーマや研究デザインに近い研究論文を参考にするとよい．

## 2 図の作成のコツ

　図とは，「結果」を視覚的に系統立ててまとめたものであり，ヒストグラム，散布図，棒グラフ，円グラフ，折れ線グラフ，概念図などがある（表1）．図は「結果」をわかりやすく示すものであるため，表よりも簡素なつくりになることが多い．図は，結果の傾向や変化，関係性などを直感的に伝えることができる．本文では，図に示した結果の意味を説明するようにする．

　例として，図2では図1のシミュレーションデータの結果を棒グラフで示した．この棒グラフは，XとYの関連性を比較するために用いている．

　この例からわかるように，図には以下の要素が含まれるべきである．

- **図タイトル**：図の下に配置し，図が何を示しているかを簡潔に記述する．

「結果」の書き方のコツ　5

表1　図の種類と概要

| 図の種類 | 概要 |
|---|---|
| ヒストグラム | 度数分布表を基にデータの分布を可視化するために使う |
| 散布図 | 2つの変数間の関係性を視覚的に表すために使う |
| 棒グラフ | 棒の高低でデータの大小関係を可視化するために使う |
| 円グラフ | 構成比を可視化するために使う |
| 折れ線グラフ | 時系列データを可視化するために使う |
| 概念図 | 仮説・理論を図式化したものである |

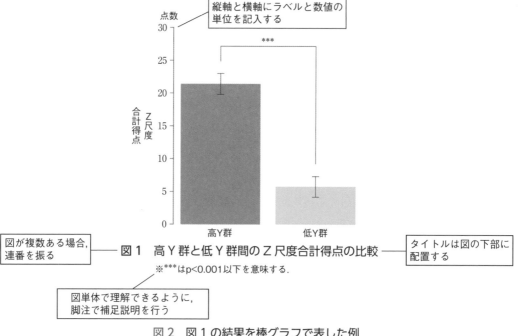

図2　図1の結果を棒グラフで表した例

- **図番号**：複数の図があるときは通し番号をつける．この番号は，表と独立につければよい（例：表1，表2……，図1，図2）．
- **軸ラベル**：縦軸と横軸に何を示しているかと数値の単位を記述する．
- **データ**：棒や点や線などで数値や文字などのデータを表示する．
- **脚注**：図単体で内容が理解できない場合や補足説明が必要な場合に記述する．
  また，図作成時には以下の点に注意する．
- 図はシンプルで見やすいものにする．
- 数値は適切なスケールや区間で表示する．
- 図形や色は必要最小限の使用とし，意味や目的に沿って選択することで，混乱や誤解を防ぐ．
- 図形や色の凡例は明確に記述し，位置やサイズも適切に調整する．
- 図の内実は実施した研究によって異なるため，どのような図を記載するべきかは，個別

に考える必要がある．その際には，自分の研究テーマや研究デザインに近い研究論文を参考にするとよい．

## ■ 「結果」の書き方のコツ：本文について

　図表を作成したら，「結果」の本文を書いていく．執筆にあたっては，以下の点に留意する．

### 1 過去形で書く

　研究論文の「結果」セクションは，過去に行われた研究に基づく情報を述べる場面であるため，基本的には過去形を使用する．たとえば，「対象者は200名である」と述べるよりは「対象者は200名であった」と述べるほうが適切である．ただし，図表などの参照に際しては，たとえば「表1では〜を示す」というように現在形を用いる．ただ，このような例外を除いて，過去の実験や観察に基づく結果は，その内容が完了していることを明確に伝えるために，過去形で表現することが一般的である．

　過去形を使用することには，さらにいくつかのメリットがある．まず，読者に研究が具体的に実施され，そのデータが事実として得られたことを伝えることができる．さらに，過去形と現在形や未来形の使い分けにより，「結果」と「考察」のセクション間の区別が明確になる．特に，「考察」のセクションでは，結果の解釈や今後の推論，提案を述べる際に現在形や未来形を採用することが一般的であるため，この使い分けによって研究論文全体の流れが整理され，読みやすくなる．

### 2 目的や仮説，疑問に対応させる

　「結果」セクションでは，読者が内容を明確に理解できるよう配慮することが重要である．このため，研究の目的や仮説，疑問を明確にし，「結果」がそれとどのように関連するかをはっきりさせることが推奨される[6]．これにより，研究が取り組む中心的な問題や，その解答が何であったかを，読者が容易に把握できるようになる．

　具体的には，「結果」の導入部で「本研究は，〜の目的をもって実施された」といったかたちで，研究の目的や仮説，疑問に再度触れることが有効である．これにより，読者は続く「結果」の内容に注意を向ける準備を整えられる．さらに，結果の詳細部分で「仮説1に基づき，〜分析を行った結果，〜が有意に変化した」などと具体的に述べることで，読者は仮説の検証過程や結論を明確に追うことが可能となる．

　「結果」セクションでの目的や仮説，疑問の提示は，単に再述するだけでは不十分なことがある．その場合，背後にある問題意識や研究の背景を，読者に簡潔に伝える必要がある．なぜなら，読者は研究の動機や背景を理解することで，その「結果」の意義や価値をより深く把握することができるからである．

　たとえば，「本研究は，対象AとBに対して，手法Cが手法Dよりもよい影響を与える

という仮説を検証することを目的とした．この目的は，E領域における最も重要な目標の一つであるFに関連したものだった．既存の研究で手法Cの効果が注目されているが，手法Dとの比較による効果についてはまだ明確ではなかった．そこで，本研究では，両方の介入を受けたグループと，手法Dのみを受けたグループとの比較を行い，その結果を基に手法Cの効果を検証した」などのように，目的や仮説，疑問を再提示する際に，それらがどのような問題意識から生まれたか，どのような先行研究から導き出されたかなどを簡潔に述べるとよいだろう．このように書くことで，読者は目的や仮説，疑問がどのような問題意識から生まれたか，どのような先行研究から導き出されたかなどを簡潔に知ることができる．

　以上のように，目的や仮説，疑問と「結果」の対応関係を明確にすることで，読者は「結果」の意味や価値を理解しやすくなるだろう．

### ③ 本文では図表の重要なポイントを解説する

　「結果」の本文では，図表で示したデータや分析結果について，研究者が着目したい箇所や主張したい内容に焦点を当てた解説を行う[6]．読者は，研究者が想像しているほど，図表から「結果」の重要なポイントを読み解くことができないかもしれない．私の経験からいうと，読者は以下のような理由で図表を十分に読み込まないことが多かった．

- 時間や関心が限られているため，図表を効率よく読むことができず，細部に目を通さずに読み飛ばすことがある．
- 図表の作成方法や表示方法が複雑であり，その意味や背景を理解することが難しいことがある．
- 図表から要点を絞り込む能力や数的思考力に不足があることがある（日本人の約1/3は簡単な文章を読めず，小学校3〜4年生程度の数的思考力しかないという報告もあることを忘れてはならない[7]）．

　ゆえに，本文では図表で示した詳細な結果のうち，研究者が特に強調したい点や主張したい内容についてわかりやすく解説していく必要がある．

　その際，以下のような留意点がある．まず，重要なポイントや主張を強調したいからといって，「驚くべきことに」，「着目に値する」などのような感情的な表現は使用しない[8]．感情的な表現は客観性や信頼性を損ねる可能性があるからだ．図表を参照しながら，冷静かつ明確な文体で着目したい箇所や主張したい内容を解説していけばよい．たとえば，「図は，変数Aと変数Bの相関関係を示したものであり，一方の得点が向上すると他方の得点も向上する傾向を認めた」などのように淡々とした文体で書くとよい．

　次に，本文は図表を補足するものであり，その内容を詳細に繰り返さない[6]．図表の内容をすべて説明しようとすると，本文が冗長になり，読者の興味や注意力を失わせることになる．あくまでもいくつかの重要なポイントや主張にしぼった解説にとどめる．たとえば，「図は，A法とB法で得られたX値とY値の関係を示している．X値は0〜10まで1刻みで変化させ，Y値はそれぞれのX値に対して10回測定した平均値である．A法では

X 値が 0 のとき Y 値は 0.5 であり，X 値が 1 のとき Y 値は 0.8 であり，X 値が 2 のとき Y 値は 1.2 であり，…（以下略）．一方，B 法では X 値が 0 のとき Y 値は 0.6 であり，X 値が 1 のとき Y 値は 0.4 であり，X 値が 2 のとき Y 値は 0.7 であり，…（以下略）」などの書き方は避けるべきである．

　最後に，仮説に反する結果がある場合，それを無視するようなことはしない[6]．仮説に反する結果は，研究の価値や意義を高めるチャンスである．予想外の結果があれば本文で説明し，その理由や意味は考察で論じる．たとえば，「表で示したように，仮説に反して変数 C と変数 B が関連しなかった．その意味については，考察で詳しく検討する」などと書く．

　以上のように，図表の重要なポイントを解説する際には，以下の 3 つのポイントを心がけるとよいだろう．

・感情的な表現を避けて，冷静かつ明確な文体で書く．
・図表の内容を詳細に繰り返さず，重要なポイントや主張にしぼって解説する．
・仮説に反する結果があれば無視せずに説明し，その理由や意味は考察で論じる．

## 4 アウトラインを作成する

　研究論文の「結果」セクションは，実施した研究から得られた具体的なデータやその分析結果を報告する部分である．このセクションを効果的に書くための第一歩は，明確なアウトラインの作成である．アウトラインとは，箇条書きで書いた階層構造のある文章である[5]．アウトラインを先に作成することで，全体の流れや構成を把握しやすくなり，文章の整合性や一貫性を保ちやすくなる．特に，パラグラフ・ライティングの手法を用いる場合，アウトラインが役立つ．パラグラフ・ライティングは**第 2 章**で説明したように，1 つのパラグラフに 1 つの主要なトピックをもたせ，そのトピックに関連するセンテンスをまとめて記述する方法である[6]．

　「結果」セクションのアウトラインを作成する際の第一歩は，適切な見出しの選定である．これらの見出しは，研究の内容や目的，そして得られたデータの特性を反映するものでなければならない．たとえば，「対象者の特性」や「データ収集」，「データ分析」などが考えられる．しかし，研究の内容や目的によっては，これらの見出しをカスタマイズする必要がある．そのため，具体的な見出しを決定する際には，既存の研究論文や関連するガイドラインを参考にするとよい．

　見出しを定めた後は，それに基づいてアウトラインを作成する．このアウトラインは，研究の流れや重要なポイントを箇条書きで整理するもので，文章の骨格となる部分である．例として，図 3 には図 1 で示したシミュレーションデータに基づく「結果」のアウトラインを示した．これは初稿段階のアウトラインを例示したものであり，読者が「結果」のアウトラインを作成するときは，この程度の内容から書き始めたらよい．そして，報告ガイドライン，投稿規定，研究論文を参照しながら加筆修正し，徐々に精度を高めていくプロセスを通じて，「結果」セクションはより明確で読みやすいものとなる．

> 対象者の特徴
> ・N＝200（高 Y 群 50 名，低 Y 群 150 名）
> ・平均年齢±平均 SD＝42.1±12.6 歳
> Y と Z の関係
> ・高 Y 群は低 Y 群よりも Z の状態が悪いという仮説を検証した
> ・高 Y 群は低 Y 群よりも Z 尺度合計得点が有意に高かった

図3　「結果」のアウトラインのサンプル

---

### 3.　結果
#### 1）対象者の特徴
　調査用紙は 500 部配布し，そのうち 200 部が返送された（平均年齢±平均 SD＝42.1±12.6 歳）．また，全対象者のうち高 Y 群は 50 名，低 Y 群は 150 名であった．
#### 2）主な結果（表 1）
　本研究の高 Y 群は低 Y 群よりも Z の状態が悪いという仮説を検証するために，Z 尺度の合計得点は Y 尺度のカットオフ値で分けた高 Y 群と低 Y 群の 2 群で比較された．その結果として，高 Y 群の Z 尺度の合計得点は，低 Y 群の Z 尺度の合計得点に比べて有意に高いことがわかった．つまり，高 Y 群は低 Y 群よりも Z の状態が悪かった．

図4　「結果」のテキストのサンプル

---

　なお，アウトラインはアウトライナーで作成する．アウトライナーとは，図3のように階層構造をもつ箇条書きの文章を書くときに使うソフトウェアである．文章全体の構造を把握しながら執筆することができるため，研究論文執筆のような複雑な課題でもいくぶんハードルを下げることができる．アウトライナーには，WorkFlowy，Dynalist，OmniOutliner，Microsoft Word など，さまざまなツールがある．私自身は主に OmniOutliner というアウトライン作成のための専用ソフトを使用しているが，Microsoft Word にもアウトライナー機能がある．他の研究者と共著で書いたり，研究指導者にチェックしてもらう必要がある場合，誰のパソコンにもインストールされているであろう Microsoft Word のアウトライナー機能を使うとよい．

## 5 アウトラインからテキストを作成する
　次に，アウトラインを基に「結果」のテキストを執筆する．テキストは，アウトラインに肉付けしながら，過不足がない内容になるように仕上げていく．図表の内容を繰り返し書きたくなるかもしれないが，「結果」の本文は図表の重要なポイントの説明に比重を置くべきである．また，図表と本文の対応関係を明確にするために，図表番号やキャプションを参照する．加えて，図表と本文の内容，順序が一致していることを確認する．例として，図4には図3で示したアウトラインを基にしたテキストを示した．図4は初稿段階のテキストであり，ここからさらに精度を高めるために加筆修正していくことになる．

　読者の中には，「アウトライン→テキスト」で書くとはいえ，実際に自分自身はどう表現したらよいのだろうか，と悩まれる方もいるだろう．そのような状況に陥った際，適切なフレーズの選択が役立つことがある．以下に，読者が「結果」セクションを効果的に書き上げるための参考として活用できるフレーズ集を提供する．

### 1）結果の導入
・本研究で得られた主要な結果は以下に示した．
・分析した結果，［＿＿＿＿］といった傾向が明らかになった．
・分析の過程で，［＿＿＿＿］という特性が示された．
・本研究の主な発見は，［＿＿＿＿］と［＿＿＿＿］の間に有意な関連性を見いだしたことであった．
・全体として，得られた結果は［＿＿＿＿］の効果を示すものであった．
・総じて，［＿＿＿＿］は［＿＿＿＿］に対して強い影響を与えることが示された．
・本研究の結果は，先行研究から生成した仮説モデルを［＿＿＿＿］を支持するものであった．
・本研究の結果から，［＿＿＿＿］と［＿＿＿＿］の関係を説明する理論的枠組みが生成された．
・本研究では，［＿＿＿＿］，［＿＿＿＿］，［＿＿＿＿］というテーマが見いだされた．

### 2）図表の提示
・表［＿＿＿＿］に，詳細な結果を示した．
・図［＿＿＿＿］は，［＿＿＿＿］と［＿＿＿＿］の比較を示した．
・表［＿＿＿＿］には，テーマ，カテゴリ，典型的なナラティブデータを示した．
・図［＿＿＿＿］には，時間経過とともの変化を描写した．
・表［＿＿＿＿］に，各項目の平均値，標準偏差を示す．
・図［＿＿＿＿］では，テーマ・構成概念を用いた理論モデルを示した．

### 3）分析結果
・本研究の結果，［＿＿＿＿］は［＿＿＿＿］に対して正の影響をもっていた（$p <$［＿＿＿＿］）．
・［＿＿＿＿］の増加に伴い，［＿＿＿＿］も有意に増加した（$r =$［＿＿＿＿］，$p <$［＿＿＿＿］）．
・ANOVA の結果，［＿＿＿＿］の 3 つのグループ間には有意な差が認められた（$F$（［＿＿＿＿］）＝［＿＿＿＿］，$p <$［＿＿＿＿］）．
・回帰分析の結果，［＿＿＿＿］は［＿＿＿＿］の予測変数として有意であった（$\beta =$［＿＿＿＿］，$t$（［＿＿＿＿］）＝［＿＿＿＿］，$p <$［＿＿＿＿］）．
・参加者の意見は大きく［＿＿＿＿］と［＿＿＿＿］の［＿＿＿＿］つのテーマに分けられた．
・［＿＿＿＿］に関しては，参加者の間で共通の認識が見られた．
・一部の参加者は「［＿＿＿＿］」と述べ，［＿＿＿＿］に対する独自の視点を示していた．
・［＿＿＿＿］に関する意見は，年齢や背景によって異なる傾向が見られた．
・多くの参加者が［＿＿＿＿］に関する経験を共有し，その影響について議論した．
・一部の参加者は，［＿＿＿＿］に関する語りを共有した．

**4) 予想外の結果や例外**

・本研究の結果は，初期の仮説とは異なる傾向を示した.

・一部のデータは，先行研究とは一致しない結果を示唆した.

・予想とは対照的に，［＿＿＿＿＿］は［＿＿＿＿＿］との間に有意な関連性を示さなかった.

・予測とは異なって，［＿＿＿＿＿］に関する参加者の反応は一貫性を欠いていた.

・本研究の一部の結果は，従来の理論やモデルとは矛盾していた.

・一般的な傾向とは異なり，［＿＿＿＿＿］に関するデータは予想外の結果をもたらした.

---

　これらのフレーズは，研究論文の「結果」を執筆するときに役立つ表現例を示すことを目指している.［＿＿＿＿＿］は任意の用語に置き換え，必要に応じて，具体的な情報を追加したり，文章を加筆修正したうえで活用してほしい.

## 7 よくある失敗

　研究論文の「結果」は，あなたが行ったデータ分析の主な発見を報告し，研究の問いや仮説に答えるところである. このセクションは，あなたの研究の客観的な事実を読者に伝えるチャンスでもある. しかし，「結果」の執筆でよくある失敗は，①情報に過不足がある，②図表と本文の内容の反復または矛盾がある，③結果と考察が混じる，などがある. 以下では，これらの失敗とその回避方法について説明する.

　1つ目の失敗は，情報に過不足があることだ.「結果」では研究の目的，仮説，疑問に関連する情報を示す必要があるが，それ以外の情報は基本的に必要ない. もし，目的などとの関連性は薄いが，含めたい結果があるならば，付録で示すとよいだろう. 逆に，目的などと関連する重要な情報を省略したり，曖昧にしたりすることも避けるべきだ. 読者があなたの分析結果を理解できるように十分な情報を提供する必要がある.

　2つ目の失敗は，図表と本文の内容の反復または矛盾があることである.「結果」では，図表を使って結果を要約したり，視覚化したりすることができるが，それらを本文でも説明する必要がある. しかし，本文で図表で示した内容を詳細になぞることは避けるべきだ. 本文では，図表の最も重要で興味深い部分を強調し，詳細は表や図を参照するように読者に促すとよいだろう. また，図表と本文の内容が矛盾することも避けなければならない. これは読者を混乱させるだけである. 図表と本文の内容が一致していることを確認するべきだ.

　3つ目の失敗は，結果と考察が混ざることである.「結果」では結果を客観的に報告するだけで，「考察」で解釈や推論を行うべきである. しかし，一部の初学者は，自分の結果に対して主観的な見解や仮説を述べたり，他の研究と比較したりすることがある. これは，読者に結果の事実性や妥当性を疑わせるだろう. ただし，質的研究の場合，「結果」と「考察」をまとめて示すことがあり，その場合はこのよくある失敗は該当しない.

　これらのよくある失敗を回避することで，「結果」の質を高めることができるだろう.

## まとめ

　本章では，IMRaD の構成要素である「結果」セクションの書き方に焦点を当てて解説した．効果的な「結果」セクションを書くためには，まず図表を用いて具体的なデータや分析結果を示し，その後，本文でその主要なポイントを詳しく説明することが重要である．さらに，執筆の流れとして，先にアウトラインを整理し，その骨組みに基づいてテキストを構築すると，よりスムーズに文章を書き進めることができる．もし「結果」セクションを書く際に，適切な表現が見つからない場合は，本章で紹介したフレーズ集を参考にして，言葉の選び方や文章の構築に役立てるとよい．

### 文 献

1）Guidelines for contributors to AJOT．Am J Occup Ther **74**：7413430010p1-7413430010p15，2020．doi：https://doi.org/10.5014/ajot.2017.716SGuide（2022 年 10 月 30 日参照）
2）日本作業療法士協会ホームページ：学術誌『作業療法』投稿規定・執筆要領．https://www.jaot.or.jp/academic_journal/gakujutsushi_toukoukitei/（2022 年 10 月 30 日参照）
3）看護学の質的研究のための教育資源提供ネットワーク QUARIN-J：日本語版 Standards for Reporting Qualitative Research（SRQR）．https://quarin.jp/guideline/srqr（2022 年 10 月 30 日参照）
4）Centers for Disease Control and Prevention ホームページ：Transparent Reporting of Evaluations with Nonrandomized Designs（TREND）．https://www.cdc.gov/trendstatement/index.html（2022 年 10 月 30 日参照）
5）京極 真：研究論文の「方法」を書くコツ．OT ジャーナル **56**：1356-1361，2022
6）Parija SC, et al（eds）：Writing and Publishing a Scientific Research Paper．Springer, 2017
7）橘 玲：もっと言ってはいけない（新潮新書）．新潮社，2019
8）辻本哲郎：これで解決！ みんなの臨床研究・論文作成．医学書院, 2021

5

「結果」の書き方のコツ

# 6 「方法」の書き方のコツ

## はじめに

　本章では，研究論文の基本的な構成である IMRaD の「方法」セクションの書き方について詳しく解説する．「方法」ではリサーチギャップを「どうやって解決したのか？（How？）」を書く．一見，「方法」は「結果」セクションと同じくらい書きやすい部分と思われがちだが，実際にはその内容の詳細さや正確さが求められるため，簡単ではない[1]．この章を通じて，読者が「方法」セクションを効果的に書き上げるための基本的な知識と実践的なスキルを習得できるようになることを目指す．

## 「方法」を書く目的

　研究論文の構成の一つである「方法」の書き方をマスターするには，「方法」を書く目的を理解する必要がある．その目的とは，読者に納得してもらうこと，研究の再現可能性を担保することである．

### 1 読者に納得してもらう

　「方法」を書く最初の目的は，研究論文の内容が科学的に信頼できる方法で研究されていると読者（査読者）に納得してもらうことである[2]．例として，「気分障害のあるクライエントが日常生活で体験する作業機能障害の意味を明らかにする」という研究目的を考えてみよう．この目的を達成するためには，クライエントの主観的な体験や感情を深く探る質的研究が適した研究デザインであるといえる．一方，観察研究などの量的研究を選択すると，目的と方法が一致しないため，その研究の信頼性や妥当性が低くなる可能性がある．

　また，「方法」セクションでは，研究デザインだけでなく，参加者の選択，データの収集や分析方法，そして研究の倫理的配慮など，研究を行ううえでの詳細な手順や考慮点を記述する必要がある．これにより，読者（査読者）は，研究が適切な手法で行われたかどうか，またその結果が信頼できるものであるかどうかを判断することができる．研究者は，読者（査読者）からの信頼を得るために「方法」を書くという目的を忘れてはならない．

### 2 研究の再現可能性を担保する

　「方法」を書く第2の目的は，研究の再現可能性を担保することである．再現可能性とは，ある知見が得られる条件を設定することができれば，同じような知見が繰り返し得ら

れることであり，これは科学的な研究の基本的な条件としてさまざまな領域で受け入れられている[3]．あなたが，ある研究論文で示された知見を使って現象を解釈するのも，臨床判断するのも，再現可能性が担保されているという前提を受け入れているからだ．「方法」の執筆はその根幹を支えている．そのため，「方法」セクションでは，研究の条件や手順を正確に記述し，他の研究者が同じ条件で研究を再現できるようにすることが必要である．

ただし，再現可能性は「方法」を書けば簡単に担保できるものではない．実際には，多くの研究が追試験で同じ結果を得られないという問題が指摘されている．たとえば，生物医学の論文では11％，心理学の論文では36％しか，追試験において結果を再現できなかったという[4,5]．その背景には，現象の複雑性，知見の生起確率の低さ，潜在変数の存在，方法の問題，不正などがある[6]．「方法」は再現可能性を担保するために書くが，それで自動的に再現可能性が担保されるわけではない．

## 「方法」を書く前の準備

研究論文の「方法」は，自分の研究が科学的に信頼できると読者（査読者）に納得してもらうことと，研究の再現可能性を担保することの2つの目的をもっている．実際に書くにあたっては，3つの事前準備を行うことが重要である．

### 1 投稿規定の確認

まず，研究論文を執筆する際の最初のステップとして，投稿を検討している学術誌の投稿規定を確認することが不可欠である．なぜなら，各学術誌はその独自の投稿規定をもっており，これに従わなければ掲載が難しくなるからだ．特に「方法」セクションにおいては，具体的な書き方や見出しの例示がある場合が多い．たとえば，米国作業療法協会の学術誌 AJOT では，「方法」セクションに「研究デザイン，設定，参加者（募集，適格性，同意プロセスを含む），測定と結果，介入プロトコル（該当する場合），データ収集，データ解析計画の特定」などの見出しを明示的に記載するよう指示している[7]．これに対して，学術誌『作業療法』のように，具体的な見出しの指定がなく，「本文は，原則として，目的，方法，結果，考察，結論が明らかになるように書いてください」[8]とのみ記載されている場合もある．このような場合，次に解説する報告ガイドラインの確認や研究論文の確認という方法で検討するとよい．

一部の学術誌では，「結果」セクションの書き方に特化した具体的な例示や，執筆者が確認すべきポイントをまとめたチェックリストを提供していることもある．これらの情報は，研究論文の品質を向上させるための貴重なリソースとなるので，十分に活用することをお勧めする．

### 2 報告ガイドラインの確認

自分が用いた研究法に対応した報告ガイドラインを確認する．報告ガイドラインとは，

各種の研究法に応じて「方法」を書く際に必要な項目や内容を示したものである．報告ガイドラインを使うと，「方法」の書き忘れや書き過ぎを防ぎ，研究論文の質と透明性を高めることができる．質と透明性は，読者（査読者）に納得してもらうために必要な要素である．また，報告ガイドラインを使うと，研究の再現可能性も担保しやすくなる．再現可能性は，科学的な知識の構築に欠かせない条件である．

　したがって，投稿規定で明確に求められる場合も，そうでない場合も，自身が用いた研究法に対応した報告ガイドラインを確認する．たとえば，AJOT や *Hong Kong Journal of Occupational Therapy* などの学術誌は，著者に対して報告ガイドラインに従って書くことを明確に求めている．他方，学術誌『作業療法』や『作業療法ジャーナル』は，報告ガイドラインの使用を明記していない．しかし，報告ガイドラインは，研究法ごとの最適な「方法」の記述方法を示しており，研究の質，透明性，再現性を確保するための有力なツールとなる．したがって，投稿規定に報告ガイドラインの使用が明示されていない場合でも，著者自身が適切な報告ガイドラインを探し出し，それを基に「方法」セクションを記述することが推奨される．

### 3 研究論文の確認

　学術誌の投稿規定を確認した後の次のステップは，その学術誌に実際に掲載されている研究論文の「方法」セクションの書き方を参照することである．このアプローチは，投稿規定に「方法」の具体的な見出しが示されている場合でも，そうでない場合でも有効である．その理由は，編集者や査読者が著者から期待する「方法」の書き方や構成を具体的に把握することができるからだ．

　もし「方法」の具体的な見出しを投稿規定の中で明示していなかったとしても，過去の研究論文を参照することで，「倫理的配慮」，「対象」，「データ収集」，「データ分析」といった主要なセクションがどのように記述されているかを確認することができる．さらに，新しい研究手法やアプローチに関しては詳細に，一般的でよく知られている研究手法に関しては簡潔に記述されている傾向があることも観察できる．このような特徴は，私が知るかぎり，広くどの学術誌にも共通して見られる．

　このように，投稿を検討している学術誌の過去の研究論文を参考にすることは大切である．そうすることで，自分の研究内容を査読者や読者に，よりわかりやすく伝えられるようになる可能性がある．執筆前の下調べは面倒に感じるかもしれないが，研究論文の完成度を高めるうえで欠かせないステップだと，私は考えている．

## 「方法」の書き方のコツ

　事前準備を終えたら，実際に「方法」を書く．その際に，以下のライティングテクニックを使うとよい．

## 1 過去形で書く

「方法」セクションでは，行った研究の手順や内容を具体的に記述する必要がある．このセクションの記述は，実際に行われた研究活動を反映するため，文章のほとんどを過去形で書くのが一般的である．たとえば，「本研究ではコホート研究を採用した」という表現が適切であり，「本研究ではコホート研究を採用する」と書くと，まだ行っていない研究のように受け取られる可能性がある．ただし，先行研究の参照や使用した機器の特性の説明など，現在の事実や一般的な情報を述べる場合は，現在形を使用することもある．例として，「○○らは同じ研究方法を採用している」という表現や，「使用した XYZ 社の機器は△△の特性をもつ」などの説明が挙げられる．このような特例を除いて，「方法」セクションは過去の研究活動を反映するため，過去形での表現が推奨される．

## 2 見出しを作成する

「方法」セクションでは，研究の詳細な手順や内容を記述するため，多くの項目を取り扱う必要がある．このセクションを効果的に書くための第一歩として，見出しを作成することをお勧めする．具体的な見出しとしては，①倫理的配慮，②研究デザイン，③対象者，④手続き（使用機器，データ収集，データ分析など）が考えられる．しかし，最終的な見出しの選択は，行った研究の内容，関連する報告ガイドライン，そして投稿を検討している学術誌の要件や既存の論文に基づいて決定することが重要である．見出しを設定することで，文章の構造や流れが明確になり，著者自身も文章を書きやすくなる．初稿の段階で見出しを設定しておくと，後の編集や加筆がスムーズに行えるし，アウトライン作成もはかどりやすいため，しっかりと作成しておくことを推奨する．

## 3 アウトラインを作成する

次に，見出しに沿ってアウトラインを作成する．アウトラインは，文章の骨組みや構造を階層的に箇条書きにしたもので，研究の全体像を明確にするための設計図としての役割を果たす[9]．アウトライン作成は，書きながら考える，考えながら書くことに適しており，**第2章**で詳述したパラグラフ・ライティングとの相性も抜群によい．このアウトラインを用いることで，文章の流れや構造が明確になり，読者にとっても理解しやすい文章を作成することができる．したがって，本書ではアウトライン作成から始めることを強くお勧めしている．

アウトラインを作成する際，最初から完璧なものを目指す必要はない．初期段階では，研究の主要なポイントやキーワードを中心に，大まかな構造を作成することが重要である．図1に示すサンプルは，この初期段階のアウトラインの一例である．このような基本的なアウトラインから，内容を加筆や修正していくことで，徐々に詳細で精度の高いアウトラインを作成していくことができる．一部の読者は，最初から完全なテキスト形式での執筆を考えるかもしれないが，アウトラインを使用することで，文章の構造や流れが一目でわかり，どの部分をどのように修正すればよいかが明確になる．この方法は，効率的な

「方法」の書き方のコツ

---

**倫理的配慮**
- ・○○大学研究倫理審査委員会の承認を得たうえで実施した（番号：○-○）.
- ・口頭と文章でインフォームドコンセントを行った.

**研究デザイン**
- ・無記名のインターネット調査による横断研究を実施した.

**対象者**
- ・対象は，地方都市近郊にある 5 つの○○に勤務する○○だった.
- ・適格基準は研究協力に同意した者，常勤で勤務する者とした.
- ・除外基準は研究期間中に休職または退職した者，勤続年数 1 年未満の者とした.

**手続き**
- ・データ収集
  - -Google Forms を用いたインターネット調査でデータを集めた.
  - -インターネット調査へのリンクは，各職場内にある掲示板，メールを通して送信した.
  - -対象者は任意で性別，年齢，資格などの人口統計学的情報を記入し，Y 尺度，Z 尺度に記入した.
  - -Y 尺度：○○の自己評価尺度．○項目，○件法．カットオフ値は 58 点であり，それ以上を高 Y 群，それ未満を低 Y 群とした.
  - -Z 尺度：○○の自己評価尺度．○項目，○件法.
- ・データ分析
  - -対象者の特性を知るために，人口統計学的情報，Y 尺度，Z 尺度の記述統計を求めた.
  - -説明変数：Y 尺度得点，目的変数：Z 尺度得点
  - -Y 尺度のカットオフ値で対象者を高 Y 群と低 Y 群に分け，両群間の Z 尺度得点の Welch の t 検定で比較検討した.
  - -統計ソフトは R を用いた.

図 1 「方法」のアウトラインのサンプル

---

執筆をサポートし，初心者からベテランまで幅広い層の研究者にとって，有効な手法であるといえるだろう.

## 4 見出し・小見出し別のアウトライン作成のコツ

　次に，図 1 を題材に，具体的に何をどうアウトラインで書くかを解説する.「方法」の場合，アウトラインは見出し/小見出しに対応するかたちで書けばよいが，見出し/小見出しと同様に，アウトラインで何を書くかは，実施した研究，報告ガイドライン，投稿規定，実際の研究論文などで決める. したがって，あなたが実施した研究によっては，ここで解説する内容以外も書く必要があるかもしれないことを念頭に置いて読んでほしい.

### 1）倫理的配慮

　研究を行う際，倫理的な問題を避けるための手続きや検討が重要である. ゆえに，倫理的配慮では，研究計画時に倫理審査を受けて承認を得たこと，対象者にインフォームド・コンセントを行ったことなどについて記載する. 他にも，ヘルシンキ宣言に準拠したなどがあれば，そうしたことも書く.

### 2）研究デザイン

　このセクションでは，採用した研究法を具体的に記載する. アウトラインを作成する際には，研究法の名称を明確にし，その特徴や目的を簡潔に説明する. また，研究法の選択理由やその妥当性についても触れることで，研究の背景や意義を読者に伝えることができる. 特に新しい研究法やまだ広く知られていない研究法を採用した場合，その概要や採用

した理由，そしてその研究法がもたらす利点や意議を詳述することで，読者の理解を深めることができる．

### 3) 対象者

対象者とは，研究に参加した人間や動物などの個体や集団を指す．このセクションでは，データを取得した対象者の特性を詳細に説明する．具体的にいうと，研究論文には，サンプリング方法，選定基準，除外基準，サンプルサイズ決定方法などの情報を記述する．対象者の詳細な情報は，研究の信頼性や一般化可能性を評価するために欠かせない．

サンプリングは母集団を代表する対象者を選択することである．サンプリング方法は，対象者を集める手続きであり，具体的には無作為抽出法，有意抽出法，スノーボール法など，さまざまな手法がある．研究で実際に用いたサンプリング方法を記載する．

また，選定基準は包含基準とも呼び，研究に参加してもらう対象者の条件である．除外基準は，研究から外す対象者の基準である．両者ともに，年齢，性別，健康状態，職歴，インフォームド・コンセントを行う能力などが該当する．研究論文では，研究で採用した選定基準や除外基準を具体的に書く．

加えて，対象者の総数やサンプルサイズの決定方法，その根拠も詳細に記述することが推奨される．サンプルサイズが適切かどうかは，研究結果の信頼性を評価するうえで役立つため，その計算方法や根拠を明示することで，研究の質をさらに向上させることができる．

これにより，研究の対象となる集団の特性や，特定の対象者が研究から除外された理由を明確に伝えることができる．これらの情報は，研究結果の解釈や他の研究との比較，研究の再現性を確保するために不可欠である．

なお，対象者の情報を記述する際には，個人を特定できる情報の取り扱いに注意が必要である．特にヘルスケア領域の研究は，個人情報を扱うことが多いため，プライバシーの保護という観点からも，最大限の配慮が求められる．

### 4) 手続き

手続きとは，研究を実施するために行った具体的な手順のことであり，一般に，データ収集とデータ分析の2つの段階がある．データ収集では，対象者から必要な情報を得た方法を説明する．データ分析では，得られた情報を整理・解釈する方法を説明する．手続きの説明は，他の研究者が同じ作業を再現できるように書く．

### (1) データ収集

データ収集とは，研究の目的に沿って必要な情報を集めることである．データ収集では，具体的にどんなやり方でデータを集めたのかを説明する．データを集める際に，測定用具（機器や調査用紙など）を使ったのであれば，その説明を具体的に行う．たとえば，「唾液アミラーゼ測定機器を用いてストレスを測定した」や「アンケート用紙に回答してもらった」などと書く．必要に応じて，測定用具の信頼性，妥当性などについても解説する．

その他にも，研究デザインに合わせて，中止基準，交絡やバイアスへの対応，ランダム化やブラインド化の方法，対象者と研究者の関係，フィールドノートやインタビューの記

録の取り方などについて説明する場合がある．それらの書き方のコツは，以下の通りである．

①中止基準

量的研究デザイン，質的研究デザインのいずれでも中止基準を設けた場合に，データ収集を中止した条件を説明する．たとえば，「倫理的問題が生じた場合，データ収集を中止することとした」，「対象者が解答を拒否した場合，データ収集を中止した」などと書く．

②交絡，バイアスへの対応

これは，量的研究デザインで書く．交絡とは，因果関係を誤って判断させる可能性のある第三変数のことである．バイアスとは，データ収集や分析の過程で生じる偏りのことである．交絡やバイアスが研究の結果に影響を与える可能性があれば，その理由や対策を説明する．たとえば，「先行研究から，性別は交絡変数として考えられるため，それらを共変量として分析した」，「バイアスを防ぐために，対象者には実験前に目的を説明せず，実験後に目的を説明した」などと書く．

③ランダム化，ブラインド化

これは，量的研究でランダム化やブラインド化の手法を用いた場合に説明する．ランダム化とは，対象者を無作為に割り付けることである．ブラインド化とは，対象者や研究者などに研究に係る情報を知られないようにすることである．ランダム化やブラインド化は，先に述べた交絡やバイアスを減らす役割がある．これらの手法を用いたときは，その旨について説明する．たとえば，ランダム化の場合は「対象者は無作為に介入群と対照群に割り付けた．無作為割り付けは，専用のソフトウェアを使用して行った」，ブラインド化の場合は「本研究では二重盲検法を採用した」などと書く．

④対象者と研究者の関係

質的研究の場合，対象者と研究者がどのような関係にあったかを説明することがある．たとえば，「対象者は研究者と面識のない者であった」や「対象者は研究者と面識があり，信頼関係が築かれていた」などと書く．

⑤フィールドノート，インタビューの記録

質的研究の場合，フィールドノートやインタビューの記録を取る．フィールドノートとは，現場で観察したことや感じたことを記録したメモである．インタビューの記録とは，インタビューの内容や印象を記録したメモや録音・録画，およびそれらを文字起こしししたものである．フィールドノートやインタビューの記録がデータ収集に含まれる場合は，その取り方や保存方法などを説明する．たとえば，「フィールドノートは手書きで作成し，後日パソコンに入力・保存した」や「インタビューは事前に同意を得て IC レコーダーで録音し，後ほど逐語記録して保存した」などと書く．

## (2) データ分析

データ分析では，収集したデータを解析した方法を解説する．量的研究であれば，統計モデル，統計ソフトとそのバージョン，効果量，危険率，信頼区間，リンク関数，推定法，ベイズファクターなどについて説明する．質的研究であれば，質的データ分析ソフト，質的データ分析法（*In Vivo* コーディング，価値観コーディング，プロセスコーディング，パ

ターンコーディングなどのコーディング法，内容分析，ナラティブ分析，テーマティック分析，グラウンデッドセオリーなどの分析アプローチ）について説明する．それらの書き方のコツは，以下の通りである．

①統計モデル

量的研究で用いた統計分析のことである．統計モデルの種類や名称を説明する．たとえば，「一元配置分散分析（ANOVA）を用いた」，「ロジスティック回帰分析を用いて，説明変数から目的変数を予測するモデルを構築した」などと書く．

②統計ソフト

量的研究で用いた統計分析を実行するために使ったソフトウェアのことである．統計ソフトの名称とバージョン，使用した関数やコマンドなどを説明する．たとえば，「分析には IBM SPSS Statistics 29.0 を使用した」，「分析には R 4.3.1 を使用し，glm 関数を実行した」などと書く．

③効果量，危険率，信頼区間

効果量，危険率，信頼区間を報告する場合は，その値や水準（通常は 95%）を説明する．たとえば，「本研究では，プログラムの効果を評価するために効果量を求めた」，「危険率は，両側 $P<0.05$ を統計的に有意と見なした」，「95%信頼区間（CI）を用いた」などと書く．

④リンク関数，推定法

リンク関数とは，応答変数と予測変数の関係を表す関数のことである．推定法とは，パラメーターの値を推定する方法のことである．リンク関数や推定法は，統計モデルの特徴や仮定を示す指標である．リンク関数や推定法を使用する場合は，その種類や名称を説明する．たとえば，「ロジットリンク関数を用いた線形混合モデルを実施した」，「推定法は最尤法を使用した」などと書く．

⑤ベイズファクター

ベイズファクターとは，ベイズ統計学で用いられる仮説検定の指標であり，帰無仮説と対立仮説のもっともらしさの比率を示す．たとえば，「ベイズピアソン相関分析を用い，相関に対するエビデンスの程度を示すベイズファクターを求めた」などと書く．

⑥質的データ分析ソフト

質的研究で用いる分析ソフトウェアやデータのことである．分析ソフトの名称とバージョンなどを説明する．たとえば，「質的データの分析には Taguette 1.14.1 を使用した」，「データ分析には QualCoder 3.3 を用いた」などと書く．

⑦質的データ分析法

質的研究で用いたデータのコーディング法や分析アプローチなどを説明する．たとえば，「分析アプローチはテーマティック分析を用いた．コーディングは第 1 段階と第 2 段階で構成した．第 1 段階では *In Vivo* コーディング，プロセスコーディングによって，データを特徴づけるコードをつけた．第 2 段階では，フォーカスコーディング，パターンコーディングによってコードからカテゴリやテーマを生成した」，「分析の確からしさを高める

ために，複数の研究者がコーディングやテーマ作成に関与し，合意形成に至るまで検討を行った」などと書く．

### 5 アウトラインからテキストを作成する

次に，アウトラインを基にテキストを作成する．テキスト作成は，アウトラインから方法の本文を書き出す作業である．その際，追試ができるように，アウトラインの内容を詳しく説明し，必要に応じて加筆修正を行う．

図2は，図1のアウトラインを基に作成した初期段階のテキストであるが，この段階で小見出しやアウトラインの加筆修正を行っている．テキストの完成型は，読者が普段読む学術誌に掲載された研究論文である．執筆過程をリアルに感じてもらうために，図2のテキストはあえて初期段階のテキストを示したので，ご自身が実際にアウトラインからテキストを作成する際のヒントにしてほしい．

### 6 「方法」で使えるフレーズ集

「方法」セクションを書くときに，具体的な手がかりがないと書けない場合がある．その際に，執筆のヒントとなるようなフレーズ集を作成したので以下に示す．

---

#### 1) 倫理的配慮
・本研究は［＿＿＿＿］の倫理委員会で承認された（［承認番号］）．
・本研究は［＿＿＿＿］の同意を得たうえで実施した．
・すべての参加者に研究の目的を説明し，データ収集の前に口頭と書面によるインフォームド・コンセントを行った．
・本研究は［＿＿＿＿］を遵守した．
・すべてのデータは，参加者の個人情報を保護するために匿名化された．
・本研究は，［開始日］から［終了日］までの［＿＿＿＿］にわたって実施された．

#### 2) 研究デザイン
・研究デザインは［＿＿＿＿］を採用した．
・本研究の哲学的基盤は［＿＿＿＿］であった．
・この研究デザインを採用した理由は［＿＿＿＿］であった．

#### 3) 対象者
・この研究の参加者は，［＿＿＿＿］から［＿＿＿＿］（例：層化無作為など）サンプリング法を用いて集められた．
・包含基準は［＿＿＿＿］，［＿＿＿＿］であった．
・除外基準は［＿＿＿＿］，［＿＿＿＿］であった．
・サンプルサイズは［＿＿＿＿］を用いて［＿＿＿＿］と推定され，脱落者を考慮した後の最終的な対象者数は［＿＿＿＿］となった．
・適正なサンプルサイズに達したかどうかは［＿＿＿＿］（例：理論的飽和，インフォメー

## 2. 方法
### 1）研究倫理

本研究は○○大学研究倫理審査委員会の承認を得たうえで実施した（番号：○-○）. また，本研究はヘルシンキ宣言のガイドラインに従って実施された. データ収集前に口頭と文書によるインフォームド・コンセントを実施し，調査用紙への回答をもって研究協力に同意したと判断した.

### 2）研究デザイン

本研究では無記名のインターネット調査による横断研究を実施した.

### 3）対象者

対象は，地方都市近郊にある5つの○○に勤務する労働者だった. 選定基準は研究協力に同意した者，常勤で勤務する者とした. 除外基準は研究期間中に休職または退職した者，勤続年数1年未満の者とした.

### 4）手続き
#### （1）使用した尺度
①Y尺度

Yは，Y尺度という自己評価尺度で測定した. Y尺度は，○○で生じる○○を測定する尺度として使用されており，良好な妥当性と信頼性が確認されている. Y尺度は「○○」，「○○」，「○○」の3因子○項目からなる尺度である. 評定は○点から○点のリッカート法である. カットオフ値は○点であり，本研究ではそれ以上を高Y群，それ未満を低Y群に分けた.

②Z尺度

Zは，Z尺度という自己評価尺度で測定した. Z尺度は，Zを測定する尺度として一般的に用いられており，良好な妥当性と信頼性が確認されている. Z尺度は「○」の1因子○項目からなる尺度である. 評定は○点から○点のリッカート法である.

#### （2）データ収集

本研究は対象者の自由意志に基づく無記名のインターネット調査で実施した. 調査用紙はGoogle Formsを用いて作成した. インターネット調査へのリンクは，職場内にある掲示板，メールを通して対象者に送信した. 研究協力に同意した対象者は，Google FormsからY尺度，Z尺度に記入し，最後に性別，年齢，資格，職位などの人口統計学的情報を解答した.

#### （3）データ分析

データ分析はWelchの$t$検定を用いた（$p < 0.05$）. 本研究では説明変数をY尺度，目的変数をZ尺度とした. 対象者はY尺度のカットオフ値で高Y群と低Y群に分け，両群間でZ尺度得点の有意差を検定した. 統計ソフトはR 4.3.1を用いた.

図2 「方法」のテキストのサンプル

ションパワーなど）によって判断した.

## 4) データ収集

- 本研究は［＿＿＿＿］段階で構成された.
- データは［＿＿＿＿］によって収集された.
- データ収集では，信頼性と妥当性が検証されている［＿＿＿＿］（例：SF-36, GHQ など）を用いた.
- データ収集は，［＿＿＿＿］を測定するために［＿＿＿＿］を用いた.
- ［＿＿＿＿］は［＿＿＿＿］因子［＿＿＿＿］項目で構成されている.
- データ収集は，［＿＿＿＿］の手順にしたがって実施した.
- インタビューガイドは［＿＿＿＿］を参考に作成した.
- データ収集は，参加者の体験を理解するために［＿＿＿＿］（例：面接，観察など）を用いた.
- データ収集は，参加者の感じた効果を評価するために［＿＿＿＿］（例：アンケート，日記法など）を導入した.
- ［＿＿＿＿］は［＿＿＿＿］で記録した.

## 5) データ分析

- データ分析には，［＿＿＿＿］（例：SPSS, R, Taguette, QualCoder など）を用いた.
- データ分析には，第 1 サイクルで［＿＿＿＿］（ホリスティック・コーディング，ストラクチャル・コーディング，*In Vivo* コーディングなど），第 2 サイクルで［＿＿＿＿］（例：パターンコーディング，フォーカスコーディングなど）を用いた.
- 分析アプローチには，［＿＿＿＿］（例：テーマティック分析，内容分析など）を用いた.
- 記述統計量は［＿＿＿＿］（例：平均値，中央値など），［＿＿＿＿］（例：標準偏差，四分位範囲など）を求めた.
- 仮説を検証するために，［＿＿＿＿］（例：t 検定，ANOVA など）を用いた.
- 危険率は $p < ［＿＿＿＿］$（例：0.05）とした.
- 実施された［＿＿＿＿］（例：回帰分析）について，効果量と［＿＿＿＿］（例：95）％信頼区間の両方を報告した.
- 欠損データには［＿＿＿＿］（例：多重代入，完全情報最尤推定など）法によって対処した.
- ［＿＿＿＿］（例：CAOD などの尺度）の［＿＿＿＿］（例：内的一貫性，構造的妥当性など）を評価するために，［＿＿＿＿］（例：$\alpha$ 係数，$\omega$ 係数，確認的因子分析など）を用いた.
- 潜在的な交絡変数は［＿＿＿＿］で制御した.
- データの信憑性を高めるために［＿＿＿＿］（例：トライアンギュレーションなど）を用いた.

これらのフレーズは，研究論文の「方法」セクションの執筆時に役立つことを目指している.［＿＿＿＿］は任意の用語に置き換え，必要に応じて，具体的な情報を追加し，変更したうえで活用してほしい.

研究論文の「方法」は，研究の手順や道具・材料を記述するところであるが，いくつかのよくある失敗がある．以下では，この失敗とその回避方法について説明する．

まず，「方法」のよくある失敗は，必要な情報を提供しないことである．「方法」では，他の研究者があなたの実験を再現できるように，必要な情報を提供する必要がある．しかし，一部の初学者は，使用した材料や機器，試験対象やサンプルサイズ，データの収集や分析，倫理承認などの重要な情報を省略したり，曖昧にしたりすることがある．これは，読者に研究の信頼性や妥当性を疑わせるだけでなく，査読者や編集者に原稿を却下される原因にもなる．

次によくある失敗は，必要以上に詳細な情報や関係のない情報を提供することである．「方法」では，他の研究者があなたの実験を再現できるように，十分な情報を提供する必要があるが，必要以上に詳細な情報や関係のない情報を提供することは避けるべきである．これは，読者の注意を散漫にしたり，本質的な点を見失わせたりする可能性があるためだ．

以上のよくある失敗を回避することで，よりよい「方法」を書くことができるだろう．

## まとめ

本論では，IMRaD の構成要素である「方法」の書き方を解説した．「方法」を書くときは，その目的を理解して事前準備を行い，アウトラインから作成する．そのうえで，テキストはアウトラインを基盤に加筆修正しながら作成するとよい．「方法」は，研究の信頼性や再現性を示すことができるように書くことが大切である．

**文 献**

1) 京極 真：IMRaD と効率的な執筆順．OT ジャーナル **56**：1264-1268，2022
2) Silvia PJ（著），高橋さきの（訳）：できる研究者の論文作成メソッド―書き上げるための実践ポイント．講談社，2016
3) 京極 真：研究論文の執筆前に理解しておくべきこと．OT ジャーナル **56**：970-974，2022
4) Wadman M：NIH mulls rules for validating key results. Nature **500**：14-16, 2013
5) 平石 界，他：心理学における再現性危機の 10 年―危機は克服されたのか，克服され得るのか．科学哲学 **54**（2）：27-50，2022
6) 渡邊芳之：心理学のデータと再現可能性．心理学評論 **59**（1）：98-107，2016
7) Guidelines for contributors to AJOT. Am J Occup Ther **74**（Suppl 3）：7413430010p1-7413430010p15, 2020. doi：https://doi.org/10.5014/ajot.2020.74S3007（2022 年 9 月 30 日参照）
8) 日本作業療法士協会ホームページ：学術誌『作業療法』投稿規定・執筆要領．https://www.jaot.or.jp/academic_journal/gakujutsushi_toukoukitei/（2022 年 9 月 30 日参照）
9) Tak.：アウトライナー実践入門―「書く・考える・生活する」創造的アウトライン・プロセッシングの技術．技術評論社，2016

**コラム❸**

## 生成 AI を活用した研究論文の書き方のコツ

　執筆プロセスを促進・補完するツールとして，生成 AI を使うための基本的なステップを簡単に解説する．

▶ステップ 1：ツールを準備する

　最初に，活用するツールとして生成 AI と，英語が苦手な人は翻訳ソフトを準備する．生成 AI は**コラム②**で解説したように，その時々で最も優れたモデルを選択することをお勧めする．現在のところ，生成 AI は日本語で使うよりも英語で使ったほうが性能がよい．英語が堪能な場合，翻訳ソフトは不要であるが，そうでない場合は導入すべきである．お薦めの翻訳ソフトは DeepL である．生成 AI は翻訳もできるが，一度に使用できる回数に制限があるため，翻訳は別のソフトがよい．DeepL は無料版と有料版があるが，有料版はデータの学習利用がなく，研究論文の執筆に適している．

▶ステップ 2：要旨を作成する

　生成 AI を活用した研究論文の執筆は，要旨から作成する．本書で詳述したように，通常，要旨は研究論文の本体が仕上がった後に作成する．しかし，生成 AI は研究者がプロンプトを与えることによって文章を生成する．あなたの研究に関連性があり，精度の高い文章を生成するためには，プロンプトで与える情報は具体的であり，文脈を示す必要がある．そのため，生成 AI を活かす場合，先に要旨を作成することが推奨される．

▶ステップ 3：プロンプトを作成する

　要旨を作成したら，プロンプトを作成する．プロンプト作成はアートであり，単に一度作成すれば完了するものではなく，何度も修正を繰り返しながら進める必要がある．生成 AI から満足できる結果を引き出すために，プロンプトは役割を明確にし，具体的に書き，文脈を提供するなどの条件を満たすように作成する．簡単な具体例を示すと，以下のようになる（図）．なお，プロンプトに唯一解はないため，この例は参考程度に捉えてほしい．

```
#役割
提供された要旨を分析し，タイトル案を 5 つ生成する．
指定したルールを遵守する．
スワイプファイルを参考にする．
#ルール
長さ＝［タイトルの希望する長さを指定する］．
トーン＝［フォーマル，学術的，科学的など，タイトルに望ましいトーンを示す］
禁止＝［含めるべき，または避けるべき具体的な用語や専門用語があれば言及する］．
#スワイプファイル
［あなたの研究分野から，よく執筆されたタイトルの例をいくつか貼り付ける］
#要旨
［作成した要旨を貼り付ける］
```

図　プロンプトの例

　このように，プロンプトは生成 AI が性能を発揮できるように，1 行で書くのではなく，詳細に書く必要がある．これは，文献要約，アウトラインや草稿の作成，編集・校正などの場合でも同様である．具体的な情報を提供することで，生成 AI はより精度の高い，関連性

のある結果を生成することができる．なお，目的によっては，もっと長大なプロンプトを作成する必要がある．プロンプトの作成方法がわからない場合，生成 AI に具体的なプロンプト案を相談するとよいが，研究論文執筆と同様に生成 AI に丸投げすることはできない．

▶ステップ 4：生成 AI で原案を生成する

　プロンプトを作成したら生成 AI に与えて文章を生成させるが，これは研究者の積極的な関わりを必要とする反復的なプロセスである．生成 AI は，1 回の作業で研究者を満足させる結果を出力できるとはかぎらない．そのため，研究者は生成 AI に出力させた内容を確認しながら，より満足できる結果が得られるように生成 AI との対話を継続的に行う必要がある．その過程の中でプロンプトの加筆修正を行うことになるため，必要に応じてプロンプトのバージョン管理を行いながら，その作業を進めるとよいだろう．また，生成 AI は文章の意味を理解して出力するわけではなく，専門的にみて間違った内容を書くことがある．したがって，生成 AI による文章生成は，研究者と生成 AI の協業による反復的なプロセスであり，アウトラインや草稿の作成の過程で何度も推敲を繰り返す必要がある．

▶ステップ 5：詳細なチェックと修正を実施する

　ステップ 4 での草稿作成後，研究者は文章全体の内容と質を細かく検証する段階に進む．ここでは，生成 AI から研究者自身に作業が移る．生成 AI を使って文章を書いたとしても，その最終責任を負うのは研究者である．したがって，研究者は生成 AI が作成した文章に対して徹底的な加筆修正を繰り返し，自分の声が反映された文章に変換することが求められる．その際，自身が書いた文章と生成 AI が書いた文章を区別し続ける必要がある．現在，iA Writer（AI Writer ではない！）というライティングアプリが，自他の書いた文章を区別し，追跡できる機能を実装している．iA Writer を使うと，どこが自分の文章であり，どこが生成 AI を含む他者が書いた文章なのかを一目で判断できる．生成 AI を活かして執筆することに関心がある方は，導入の検討をお勧めする．

　生成 AI は知識の信頼性や妥当性は判断できないため，研究者自身が最終的に責任をもって詳細な確認と加筆修正を行う必要がある．その際，言葉の選び方や表現の正確さ，情報に矛盾や誤りがないか，冗長な部分をカットできるか，参照した文献の内容が正確に理解されているか，文章全体の文脈やニュアンスが適切かどうかも見極める必要がある．さらに，剽窃チェッカーなどを利用して，他の資料からのコピー，つまり剽窃がないかもしっかり確認する．そして，研究者の独自の考えや視点が，文章に十分反映されているかを確認する．このようにして，全体の内容が最も伝わりやすく，かつ正確なものとなるよう修正を加えていく．

　以上，4 つのステップにしたがって，生成 AI を活用した研究論文の書き方のコツを解説した．生成 AI は，人間の著者に取って代わるものではなく，執筆プロセスを促進したり，補完したりするものである．その点をくれぐれも忘れずに．

「方法」の書き方のコツ

# 7 「考察」の書き方のコツ

## はじめに

　本論では，IMRaD の構成要素である「考察」の書き方を解説する．「考察」を書く目的は，査読者を含む読者の「結果」に対する「だから何？（So what?）」という疑問に答えて，研究で明らかになった結果をアピールすることである．「結果」はリサーチギャップに対する解答であり，「考察」はその意味の分析や解釈である．しかし，単に結果を再述するだけでは，読者にとって意味をもたないかもしれない．そこで，「考察」には，読者に対して「結果」の新規性や重要性を説得力あるかたちで示す役割がある．

## 「考察」を書く目的

　研究論文では，自分の研究が何を明らかにしたかだけでなく，それが何を意味するかも示さなければならない．そのためには，「考察」が必要である．「考察」は「結果」を分析し，解釈し，評価し，そして他の研究と比較することで，明らかになった知見の新規性や重要性を読者に伝えるパートである．初学者は，「考察」で単に自分の「結果」を再述することがあるが，それは「考察」の目的ではない．「考察」では，「結果」を客観的かつ論理的に分析しながら，自分の研究の価値や意義をアピールする必要がある．そのために，「考察」では以下のような点について述べるとよい．

- 結果がどのようにリサーチギャップや仮説に答えているか？
- 結果がどのように理論やモデルと一致または不一致しているか？
- 結果がどのように既存の文献や知識と関連しているか？
- 結果がどのような意義やインパクトをもつか？
- 結果がどのような限界や不確実性を含むか？
- 結果がどのように今後の研究や実践への示唆を与えるか？

　「考察」は，これらの問いに答えることによって，読者に「結果」の意味を伝えることができる．

## 「考察」を書く前の準備

　研究論文の「考察」は，自分の研究の「結果」が何を意味するのかを論じる部分である．ここでは，自分の研究が何を意味するのか，どんな影響や貢献があるのか，どんな限界や

課題があるのか，などを明確に示す必要がある．しかし，「考察」は一般的なルールやフォーマットが決まっているわけではない．そのため，どう書けばよいか悩む人も多い．そこで，本章ではまず，「考察」を書く前にやるべき3つのことを解説する．これらのことを事前に準備しておくことで，「考察」を効率的・効果的に書くことができる．

## 1 投稿規定の確認

まず「考察」を書く前に，投稿予定の学術誌の投稿規定を確認する．投稿規定には，形式的な要件だけでなく，内容に関する期待値や指針，学術誌の編集ポリシーや特色が反映されることがある．これらの指示や要件を無視すると，査読過程で不利になるだけでなく，最悪の場合，研究論文が掲載されない可能性も考えられる．そのため，執筆前に投稿規定を確認する必要がある．

例として，作業療法学の分野で有名な学術誌である米国作業療法協会のAJOTでは，「考察」の書き方として，①先行研究の文脈の中で結果を論じる，②結果から得られた新しい洞察を説明する，③研究仮説がある場合はそれが支持されたかどうかを示す，④研究の限界を述べる，⑤誇張せずに，データの範囲内にとどめる，⑥今後の方向性は独立した見出しを作成したうえで示す，を挙げている[1]．このように，投稿規定には「考察」で必要な要素や順序が明示されている場合があり，それに従うことで，その学術誌において求められる「考察」の質を確保することが可能となる．

ここではAJOTを例に挙げたが，どの学術誌に投稿するかに関係なく，その学術誌の投稿規定は，論文執筆の際の欠かせない指針となる．したがって，「考察」を書き始める前に，投稿規定をしっかりと確認し，それに基づいて「考察」を構築することが望ましい．

## 2 報告ガイドラインの確認

次に「考察」を書く前に，自分が採用した研究法に対応する報告ガイドラインを確認する．報告ガイドラインとは，研究の質や透明性を高めるために，研究論文の書き方に関する指針のことである．報告ガイドラインには，各研究法の特徴を反映した「考察」のポイントが示されている．たとえば，観察研究の報告ガイドラインであるSTROBE声明において，横断研究で求められる「考察」に着目すると，主な結果の要約，先行研究との接続，結果の一般化可能性などの他に，潜在的なバイアスや精度の問題を踏まえ，研究の限界を議論するように求めている[2]．

観察研究では，実験操作を行わずに自然に発生する現象を観察するため，さまざまな要因が結果に影響を与える可能性がある．たとえば，喫煙者と非喫煙者の死亡率を比較する場合，喫煙だけでなく，年齢や性別や生活習慣なども死亡率に関係するかもしれない．バイアスがあると，結果の解釈や信頼性が低下する．そのため，「考察」では，自分の研究にどんなバイアスが存在するか，それが結果にどんな影響を与えるか，などを論じることが求められている．

このように，報告ガイドラインには，研究法に対応して「考察」で重要なポイントが示

されている場合がある．そのため，それらを参考にして「考察」を書くとよい．

### 3 研究論文の確認

　最後に，「考察」を書く前に，投稿予定の学術誌に掲載された研究論文を念入りに確認する．この段階は，単なる形式を確認するだけでなく，どのような議論の展開や主張が行われているかを理解するためのプロセスとなる．

　「考察」は研究者の主張を行うところであるが，投稿された論文は査読のプロセスを経ており，その過程で編集者や査読者の意向，あるいはその学術誌のスタイルや方針が反映される場合がある．このような背景を理解することで，研究者としての主張の立場を明確にしつつも，査読過程でのスムーズな通過を目指すことができる．

　また，投稿予定の学術誌に掲載された，自身の研究テーマや方法論に近い研究論文を特に注意深く確認することは有効である．これにより，先行研究や関連研究における「考察」の流れや議論のポイントを把握することができ，自身の「考察」の内容をより洗練させるヒントや参考になる要点を得ることが期待される．

　このように，投稿予定の学術誌に掲載されている研究論文を十分に調査し，そのうえで自らの「考察」を執筆する際の戦略や方向性をしっかりと練ることは，効率的・効果的な研究論文作成には欠かせないステップである．

## 「考察」の書き方のコツ

　「考察」は，導入，本体，導出から成る逆ファネル構造で構成される（図1）．具体的には，この逆ファネル構造は，具体的な内容からスタートして徐々に一般的な議論や内容に広がっていく展開になる[3]．興味深いことに，この構造は「序論」（**第8章**）のものとは対照的である．というのも，「序論」は一般的な背景から具体的な研究の目的や仮説，疑問へと展開していくからだ．

### 1 「考察」はさまざまな時制を組み合わせて書く

　「考察」では，自分の研究結果や先行研究や理論について言及したり，結果の解釈や含意や展望について述べたりする．これらの内容に応じて，「考察」では，過去形，現在形，未来形など，文脈に応じてさまざまな時制を使い分けることが必要となる．時制とは，文の中で述べられる事柄がいつ起こったか，あるいはいつ起こるかを示すものである．たとえば，「私は今，本を読んでいる」という文は，本を読んでいるのは現在であることを示す現在形を使っている．また，「私は昨日本を読んだ」という文は，本を読んだのは過去であることを示す過去形を使っている．一方，「私は明日，本を読む」という文は，本を読むのは未来であることを示す未来形を使っている．文章が表す内容や時点に合わせて時制を使い分けることで，読者に正確な議論を示すことができる．

　結果や先行研究に言及するときは過去形を使う．これは，結果や先行研究は過去に行わ

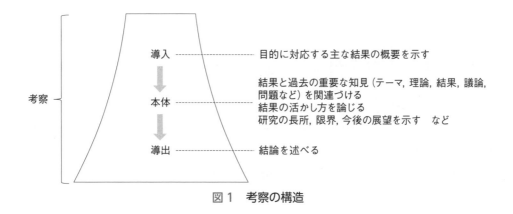

図1 考察の構造

れた事実であることを示すためである．たとえば，「本研究では，高 Y 群の Z の状態が低 Y 群に比べて有意に悪化していることを示唆した」や「先行研究では，Y が Z に悪影響を及ぼすことが示された」などのように書く．

　一方，結果の解釈を行うときは，現在形で書く．これは，結果の解釈は現在における自分の見解であることを示すためである．たとえば，「これらの結果は，Y が Z に与える影響は個人差が大きいことを示唆する」や「このように，Y は Z に関連する重要な要因であると考えられる」などのように書くことができる．

　また，今後の展望などについて言及するときは未来形を使う．これは，今後の展望などは将来における予測や希望であることを示すためである．たとえば，「今後の研究では，Y の程度や種類によって Z に及ぼす影響が異なるかどうかを検証することが望まれる」，「この研究の知見は，Y を体験する人々の Z 支援に役立てられることを期待する」などのように書く．

　このように，「考察」は文脈に合わせて複数の時制を使って書くことになる．時制を使い分けることで，読者に自分の研究結果や見解や展望を明確に伝えることができる．

## 2 導入では目的に対応する主たる「結果」の概要を示す

　「考察」の導入部は，研究の要点とその意義を簡潔に提示する段階である[3,4]．この部分の主要な役割は，「考察」の全体の流れや方向性を明確にし，読者の関心を引きつけることである．具体的には，まず「序論」で明示されたリサーチギャップとそれに対する「結果」を関連づけ，この研究の中心となる発見を提示する．たとえば，「本研究の結果，高 Y 群の Z が低 Y 群に比べて有意に悪化していることが明らかとなった」というかたちで主要な結果を示す．

　また，「考察」の導入部では，単に「結果」を述べるだけでなく，その「結果」がもつ学術的，社会的意義を強調する．この段階では，「本研究が初めて Y と Z の関連性を確認した」という新規性や，「これにより Y を経験する者の Z 支援の方針がみえてくる」という実用的な意義を強調することで，研究の貢献を明確にする．これにより，研究がもつ重要性や新規性がより明確になる．

　このように，導入部では，主要な「結果」とその意義を簡潔かつ明確に提示する．冗長な説明は避け，詳細な議論は本体部で展開する．「考察」の本体部では，得られた研究結果を先行研究や理論との関連で詳しく説明し，本研究の位置づけや重要性，新規性を論じる．

### 3 本体では「結果」の解釈を行う

　第2パラグラフ以降の複数のパラグラフで構成される「考察」の本体では，自分の研究結果に向けられる「だから何？（So what?）」という疑問に答える議論を，重要な順に組み立てる．つまり「考察」では，自分の研究結果が何を意味するか，どんな影響や貢献があるか，どんな限界や課題があるか，などを明確に示す．「考察」では，今回の「結果」と過去の重要な知見（テーマ，理論，結果，議論，問題など）を関連づける，「結果」の活かし方を論じる，研究の長所，限界，今後の展望を示すなどといったことを行う．

### 1）今回の「結果」と過去の重要な知見を関連づける

　自分の結果がどんな意味や価値をもつかを示すためには，過去の重要な知見と関連づけて論じることが必要である．過去の重要な知見とは，自分の研究テーマなどに関連する先行研究で報告された内容である．これらと自分の結果とを比較検討することで，自分の研究がどんな新しい知見や貢献をもたらしたかを明らかにすることができる．

　両者を関連づける書き方としては，まず自分の研究で解決したいリサーチギャップを明記し，次に自分の結果がそのリサーチギャップをどう埋めたかを論じる方法がある[3,4]．この方法は，自分の研究が先行研究に対してどんな新規性や重要性をもつかを示すことができる．たとえば，「Yは，MやNに関連すると明らかにされてきたが，Zとの関連については検証されていなかった」というリサーチギャップを明記する．その次に，「今回の研究において，対象者をY尺度のカットオフ値を基準に，高Y群と低Y群に分けて両群のZ尺度の得点を比較したところ，高Y群は低Y群よりも平均で15点以上高く，有意にZが悪化していた」という結果を示す．このように，自分の結果がリサーチギャップをどう埋めたのかを説明していくことで，自分の結果と過去の重要な知見を関連づけることができる．

　また，今回の「結果」と過去の重要な知見を比較検討しながら，「結果」にどのような意味があるのかを論じる書き方もある[3~5]．この方法は，自分の結果が先行研究や理論とどのように整合性や不整合性を示すかを示すことができる．自分の結果が過去の重要な知見と同様の方向性であるならば，自分の結果によってそれが支持されたと主張したうえで，自身の研究によってどのような新しい視点や洞察が付与できるかを議論する．たとえば，「先行研究では，YがZに悪影響を及ぼすことが報告されている（文献）．本研究では，この関係を定量的に検証した．また，本研究では，YとZの関係に個人差が存在することも明らかにした．これは，YがZに与える影響は個人の特性や状況によって異なることを示唆するものであり，Yを体験する人々への個別化された支援が必要であることを示す」などと書く．

　他方，自分の結果と過去の重要な知見が対照的なものだったならば，両者の違いについて言及したうえで，異なる「結果」になった理由や要因について議論する．たとえば，「先

行研究では，YはBよりもCに多くみられることが報告されている（文献）．しかし，本研究では，両者の間でYの程度やZへの影響に有意差は認められなかった．この違いは，先行研究と本研究でサンプルや測定方法が異なっていたことが原因である可能性がある．先行研究では，特定の年齢層や地域に偏ったサンプルを対象としていた．一方，本研究では，より多様な背景をもつサンプルを収集することで，より一般化可能な結果を得ることを目指した．また，先行研究では，主観的な尺度で測定していたのに対し，本研究では，より客観的な指標を用いて測定した．これらの違いが，結果の不一致につながったと考えられる」などと書く．

また，過去の重要な知見に照らして，今回の「結果」が予想外のものがあれば，上記と同様に，そうなった理由や要因について議論する．たとえば，「本研究では，YとZの関係に男女間で有意差は認められなかった．これは，先行研究で示されている男女間のZの差とは一致しない結果である．この理由としては，本研究では，男女間でYやZに影響を与える要因が均等化されていた可能性がある」などと書く．

このように，「考察」では，過去の重要な知見と比較検討しながら，自分の結果にどのような意味があるかの分析や説明を行っていくが，「結果」と関連づける過去の重要な知見への言及は網羅的でなくてもよい[5]．研究論文は，投稿予定の学術誌で設定された文字数の上限によって制限を受ける．つまり，研究論文の長さには上限があるため，すべての過去の重要な知見に言及することはできない．「結果」と関連づける過去の重要な知見は，研究の目的に照らして2〜4つぐらいでよいだろう[5]．

## 2）「結果」の活かし方を論じる

「考察」では，「結果」が実践的にどのように利用されるのか，実践や社会においてどのような変化や影響が生じるのか，そして研究が明らかにした結果を通じて解決または対処できる課題は何か，などについて論じる[3]．

投稿予定の学術誌の投稿規定によっては，「考察」とは別に実践的意義を明示するよう求めている場合もある（例：AJOT）．たとえば，「本研究は初めてYとZの関連性を定量的に検証することに成功した．この研究の知見は，Yを抱える労働者のZ支援に役立てることができる．Yは職場で発生する現象であり，Zに悪影響を及ぼすことが示された．したがって，Yを減らすための教育や研修，Yを抱える労働者へのカウンセリングや相談，Yに関する意識や態度の測定や評価などの対策が必要である．本研究で使用したY尺度やZ尺度は，これらの対策の効果を検証するための有用なツールとなるだろう」などというように書くことができる．このように，「考察」では自分の研究結果が実践や社会にもたらす意義を議論する．

## 3）研究の長所，限界，今後の展望を示す

「考察」では，自身の研究がどのような意義や貢献，そして制約をもつかを示すために，研究の長所や限界を論じる必要がある[3〜5]．研究の長所とは，自身の研究の強みである．研究の長所では，その研究が他の研究よりもどう優れているか，また，どのような新しい知見や理論を提供しているかを詳細に述べる必要がある．たとえば，研究デザインの独自

性，方法論の緻密さ，サンプルの代表性やサイズ，データの確からしさなどの要素が，その長所として考えられる．これらの要素を効果的に「考察」に取り入れることで，読者に対して自らの研究の重要性や新規性を強く伝えることができる．そして，これは読者が研究に対する信頼感をもつうえで重要なポイントとなる．

　一方，あらゆる研究には限界がある．限界とは，研究に内在する問題点や向き合うべき課題を指す．特に，研究デザインや方法論に関連した問題は，研究の信頼性やその結果の一般化可能性に影響を及ぼす要因となり得る．たとえば，研究デザインの不備やサンプルの偏り，測定方法の適切性の欠如などが考えられる．このような限界を研究論文に明示的に記述することは，研究論文の読者に対して透明性や誠実性を保証する手段となる．限界を適切に認識し，それを明確に報告することは，研究の強度を強調すると同時に，潜在的な批判を前もって対処するうえでの戦略としても機能する．

　さらに，「考察」には，結果の意義や制約を説明するだけでなく，場合によっては今後の展望についての議論も含めることがある[3,4]．今後の展望とは，今回の研究に基づいて今後どのような方向性で研究を進めるべきかを示唆するものである．たとえば，質的研究を実施したならば，その結果を基に尺度開発につなげられるかもしれない．また，観察研究を実施したならば，次のステップとして具体的な介入を設計し，検証する方向性が考えられるだろう．このように今後の展望を示すことで，自身の研究が将来的にどのような影響や貢献を与える可能性があるかを読者に伝えることができる．

　ただし，すべての学術誌が今後の展望の記載を求めているわけではない．そうしたときは，投稿する学術誌に掲載されている研究論文を確認したり，文字数の上限なども考慮しながら，今後の展望の部分を書くかどうかを判断するとよい．

### 4）導出は「結論」を書く

　最後のパラグラフである「考察」の導出では，研究の「結論」を明示する[3〜5]．「結論」は，研究論文の構成によっては，「考察」の最後に書くこともあれば，「考察」の次に独立したセクションで書くこともある．いずれにおいても，「結論」では研究の最終的なまとめを示す．つまり，研究がどんな目的で，どのように行われ，何が新しい結果として見いだされ，それにどのような意味があるのか，を1つのパラグラフで端的に示す．たとえば，「本研究では，○○という問題に対して△△という手法を用いて解決策を検証した．それにより，××という新しい知見を示すことができた．この知見は，□□という分野において重要な意味をもつと考えられる」などといったかたちで，読者に研究の重要点を効果的に伝える．このようにして，「結論」では研究の全体像を簡潔に示すことで，読者は論文の主要なポイントを短時間で把握し，研究の価値を認識することができる．

## 4 「考察」における見出しの取り扱い

　研究論文において，実際の掲載例を検討すると，「考察」のセクションに見出しを設けないものも見受けられる．しかし，研究論文執筆の初期段階，特にアウトラインを組み立てる際には，ダミーの見出しを設置することが推奨される．これには，導入，本体，導出，

あるいは主な「結果」の要約，さらに「結果」を過去の研究や既存の知見と関連づける部分，そして結論を示す部分など，執筆のポイントを明確にする項目を用いるとよい．ダミーの見出しは，テキストを構築する過程でのガイドラインとして機能し，研究論文の論理的な流れを形成する際の助けとなる．

　テキストが完成した後で「考察」の節に見出しを設けるかどうかを判断する際，主にその長さや内容の複雑さを基準に考慮することが必要である．たとえば，「考察」が複数のポイントを含む長文や，多岐にわたる議論を行う場合，見出しを使用してその構造を明示することは，読者にとって有益である．見出しは，論文の構造や主旨を瞬時に把握するための重要な手助けとなり，読者が理解を深めやすくする役割を果たすからである．

## 5 アウトラインを作成する

　本書で一貫して強調しているが，**第5章**の「結果」や**第6章**の「方法」と同様に，「考察」もアウトラインから書く．「考察」は，結果の意義や貢献を読者に伝える必要があるために，「書きながら考える/考えながら書く」ことが際立つセクションである．「考察」を書きながら新たなアイデアが浮かんでくることもあり，アウトラインから作成することでそのプロセスを促進できる．

　また，「考察」は，複数のパラグラフから構成されることが多く，それぞれのパラグラフにおいて，明確なトピック・センテンス，サポート・センテンス，コンクルーディング・センテンスなどが必要となる．このように「考察」は次章で述べる「序論」と同様に，アカデミック・ライティング技術の集大成ともいえる部分であり，アウトラインの作成は，これを円滑に進めるためのアプローチとなる．

　アウトラインを作成するときは，まず「結果」を参照しながら，あなたの研究が明らかにした主要なポイントや新しい知見を列挙してみる．このとき，研究の目的や仮説，疑問を思い返し，得られた結果がどのような意義をもつのか，さらには研究の限界や潜在的な問題点を挙げる．次に，過去の重要な知見を再確認して，それらとの関連性を探る作業を行う．そして，投稿規定や報告ガイドラインを参照しつつ，加筆修正を繰り返していきながらパラグラフの基となるアウトラインをつくる．その例として，図2に初期段階の「考察」のアウトラインを示した．これを参考に自身のアウトライン作成に取り組もう．

## 6 アウトラインからテキストを作成する

　アウトラインが完成したら，次は実際のテキストを執筆する作業に移行する．この段階では，アウトラインをベースに内容の充実や調整を行いながら，綿密に各パラグラフを組み立てていく．「考察」の部分は，他のセクションよりも論理的な議論が要求されるため，センテンス間の関連性や連続性に注意深く取り組むことが求められる．

　テキストを執筆するうえで，適切な文献の引用は欠かせない．引用する文献は，自分の研究と関連性が高く，信頼性が高いものに限定することが望ましい．また，引用する際には，必ず投稿規定や報告ガイドラインにしたがって，必要な情報を記載することが必要で

---

**主な結果**
・本研究では，高Ｙ群は低Ｙ群に比べてＺが悪化している，という仮説を検証した．
　－われわれのデータは，高Ｙ群のＺが，低Ｙ群に比べて有意に悪化したことを示した．
**結果と過去の重要な知見の関連づけ**
・Ｙは，Ｚに関連する要因として注目されている．
　－Ｙは，ＭやＮに関連すると明らかにされたが，Ｚとの関連については検証されていなかった．
　－今回，対象者をＹ尺度のカットオフ値を基準に，高Ｙ群と低Ｙ群に分けて両群のＺ尺度の得点を比較したところ，高Ｙ群は低Ｙ群よりも平均で15点以上高いことがわかった．
　－強いＹを体験している者は，そうでないものに比べて，有意にＺが悪化していた．
　－本研究は，ＹとＺに関する予想に，実証的に裏付ける新しい知見を提供するものである．
　－このことは，労働衛生対策の一貫として，Ｙを考慮する必要があることを示唆している．
　－Ｙを体験している者は，そうでないものに比べて，Ｍに陥りやすいことが示された．
　－Ｙの原因と結果がＭやＮに正の影響を与えていることが示された．
　－今回のわれわれの研究では，Ｙを強く体験する者は，Ｚに問題を抱えていることを明らかにした．
　－労働衛生を改善するために，現場で生じるＹを把握することが求められると考えられる．
　－本研究の長所は，高Ｙ群と低Ｙ群でＺの状態に平均で15点以上の差があることを示した点にある．
　－各群のＺ尺度の標準偏差も小さく，この差は明らかなものである．
・他方，本研究には限界がある．
　－第１に，本研究は横断研究で実施したために因果関係については言及できない．
　－第２に，ＭやＮなどの関連する変数を投入したときに，ＹとＺの関係がどうなるかは未検討である．
**結論**
・本研究は，労働者を対象にＹとＺの関連性を検証するために横断研究を実施した．
　－その結果として，高Ｙ者は低Ｙ者よりも明らかにＺが悪かった．

図2　「考察」のアウトラインのサンプル

ある．たとえば，著者名や出版年だけでなく，ページ番号やデジタルオブジェクト識別子（digital object identifier：DOI）なども記載する場合がある．DOIについては，**第13章**で解説する．

　例として，図3に図2を基に書き起こした初期段階のテキストを示した．学術誌への投稿に向けて，ここからさらなる加筆修正を加えていくことになるが，その際には，自分の研究の主張や貢献を明確にし，読者に伝わりやすいように工夫することが大切である．

**7 「考察」で使えるフレーズ集**

　「考察」のアウトラインやテキストの作成中に，多くの初学者が書き方の難しさに直面する．「考察」セクションは研究の価値を明確にする重要な部分であり，その内容は研究の新規性や重要性を示すことが求められる．これは難易度が高い課題であり，初学者を悩ませるものとなる．それゆえ，具体的な書き方のヒントやフレーズの例を提供することは，初学者にとって有益である．以下に「考察」セクションを効果的に書くためのヒントとなるフレーズ集を提示する．

---

**1）導入**
・本研究は［＿＿＿＿］を目的に実施したところ，［＿＿＿＿］，［＿＿＿＿］，［＿＿＿＿］といったことが明らかになった．以下，その論拠を述べる．
・本研究で明らかになった知見は，第1に［＿＿＿＿］，第2に［＿＿＿＿］，第3に［＿＿＿＿］

## 考察

　本研究では，高Y群は低Y群に比べてZが悪化している，という仮説を検証した．その結果として，われわれのデータは，高Y群のZが，低Y群に比べて有意に悪化したことを示した．この仮説を検証したのは，われわれが初めてである．

　Yは，Zに関連する要因として注目されている（文献）．Yは，MやNに関連すると明らかにされたが，Zとの関連については検証されていなかった．今回の研究において，対象者をY尺度のカットオフ値を基準に，高Y群と低Y群に分けて両群のZ尺度の得点を比較したところ，高Y群は低Y群よりも平均で15点以上高いことがわかった．つまり，強いYを体験している者は，そうでないものに比べて，有意にZが悪化していた．本研究は，YとZに関する予想に，実証的に裏付ける新しい知見を提供するものである．

　このことは，労働者の労働衛生対策の一環として，Yを考慮する必要があることを示唆している．○○らの研究（文献）では，Yを体験している者は，そうでないものに比べて，Mに陥りやすいことが示された．また，○○らの研究（文献）では，Yの原因と結果がMやNに正の影響を与えていることが示された．さらに，今回のわれわれの研究では，Yを強く体験する者は，Zに問題を抱えていることを明らかにした．こうしたことから，労働者の労働衛生を改善するために，現場で生じるYを把握することが求められると考えられる．

　本研究の長所は，高Y群と低Y群でZの状態に平均で15点以上も差があることを示した点にある．各群のZ尺度の標準偏差も小さく，この差は大きなものである．

　他方，本研究には主に2つの限界がある．まず，本研究は横断研究で実施したために因果関係については言及できない．また，MやNなどの関連する変数を投入したときに，YとZの関係がどうなるかは未検討である．

　本研究は，労働者を対象にYとZの関連性を検証するために横断研究を実施した．結果として，高Y者は低Y者よりも明らかにZが悪かった．このことは，高Y者の苦悩を物語っている．

図3　考察のテキストのサンプル

「考察」の書き方のコツ

7

であった．

・本研究では，[　　　　]という仮説を検証したところ，[　　　　]ということがわかった．これは［　　　　］において特筆すべき発見である．

・本研究では，[　　　　]という疑問に答える理論構築を試みたところ，[　　　　]という現象説明型の理論を生成することができた．これは，［　　　　］に新しい［　　　　］という視点をもたらすものである．

・[　　　　]という知見は，本研究で初めて明らかにしたものである．

・本研究は，[　　　　]に焦点を当て，[　　　　]という疑問に答えることを目的としていた．

・これらの結果は，[　　　　]という先行研究の結果と［　　　　］している．

・本研究の主な発見は ［＿＿＿＿＿］ であり，［＿＿＿＿＿］ という文脈において着目に値する．

・［＿＿＿＿＿］ という先行研究の結果との対比を考慮すると，本研究の結果がもたらす意義は大きい．

## 2) 本体

・本研究の結果は，［＿＿＿＿＿］ における ［＿＿＿＿＿］ の理解を進めるものである．

・これに関連して，先行研究では ［＿＿＿＿＿］ と報告されていたが，本研究の結果は ［＿＿＿＿＿］ を示唆している．

・一方，［＿＿＿＿＿］ の観点からは，今回の結果は ［＿＿＿＿＿］ として解釈することができる．

・今回の発見は，［＿＿＿＿＿］ という新しい視点の必要性を示している．

・また，これは ［＿＿＿＿＿］ に対する従来の認識に影響を与える可能性がある．

・さらに，［＿＿＿＿＿］ の観点から本研究の結果を評価すると，［＿＿＿＿＿］ という新たな疑問が浮上する．

・本研究の結果は，［＿＿＿＿＿］ という既存の枠組みに ［＿＿＿＿＿］ の新しい側面を追加するものである．

・［＿＿＿＿＿］ の観点から，今回の結果は ［＿＿＿＿＿］ という事象の理解を深める手助けとなる．

・今回の結果が示唆する ［＿＿＿＿＿］ の重要性は，［＿＿＿＿＿］ という領域の今後の研究や実践において考慮すべき点である．

・［＿＿＿＿＿］ と本研究の結果を結びつけると，［＿＿＿＿＿］ という新しい視点が浮かび上がる．

・［＿＿＿＿＿］ らの先行研究との関連性を考慮すると，本研究の結果は ［＿＿＿＿＿］ という意義がある．

・本研究の結果に基づき，［＿＿＿＿＿］ に関する新しい方向性を提案することができる．

・本研究の利点は ［＿＿＿＿＿］ である．

・本研究の限界は ［＿＿＿＿＿］ である．

## 3)「導出」

・本研究の成果は ［＿＿＿＿＿］ という問題に，［＿＿＿＿＿］ という方向性を示すものである．

・この研究を通じて，［＿＿＿＿＿］ という新しいアプローチの提案が可能となった．

・本研究の結果は，今後の ［＿＿＿＿＿］ の実践において，［＿＿＿＿＿］ の重要性を再認識することの必要性を示している．

・したがって，今後の研究においては，［＿＿＿＿＿］ に注力することが推奨される．

・最後に，［＿＿＿＿＿］ という課題を踏まえ，今後の研究は ［＿＿＿＿＿］ に焦点を当てることが望ましい．

・本研究の取り組みは，［＿＿＿＿＿］の領域における今後の新しい方向性を示唆するものである．

・今後の研究で ［＿＿＿＿＿］ の理解をさらに進めることが期待される．

・本研究が提示する ［＿＿＿＿＿］ という新しい知見は，［＿＿＿＿＿］ の領域で新たな動向を示すものである．

・今後，［＿＿＿＿＿］ という課題を中心に研究を進めることで，［＿＿＿＿＿］ の領域におけるよ

り豊かな知識の蓄積が期待される.

---

これらのフレーズは研究の特性や目的に合わせてカスタマイズすることが可能で,
[＿＿＿]内を任意の用語に置き換えることで,読者が自身の研究論文の執筆に役立てられ
るように構築されている.より明確かつ説得力のある「考察」セクションの執筆をサポー
トするための参考として活用してほしい.

### 8 よくある失敗

研究論文の「考察」は,あなたが得た結果の意味や価値を議論し,研究の目的や仮説,
疑問と関連づけるところである.「考察」は,あなたの研究の貢献を読者に伝えるチャンス
でもある.しかし,「考察」は「方法」や「結果」に比べて難易度が高く,よくある失敗に
ハマりやすい.以下では,「考察」でよくある失敗とその回避方法について解説する.

第1の失敗は,「結果」の過度な解釈である.「考察」では,「結果」から導き出せる範
囲内で,結果が何を意味するか,どういう背景や理論と整合するか,どういう影響や貢献
があるかを説明するべきである.しかし,時に研究者は,自分の仮説や期待に合わせて,
データに基づかない過度な解釈や推測を行ってしまうことがある.これは,読者にとって
説得力がなく,信頼性が低いものになる.

第2の失敗は,結果を単に繰り返すことである.「考察」では,「結果」をそのまま報告
するのではなく,結果と先行研究を関連づけ,その意味を解釈し,長所や限界,実践への
貢献などを論じる必要がある.しかし,一部の初学者は,自分の結果に対して十分な説明
や根拠を示さなかったり,結果と先行研究との比較や対比を行わなかったりすることがあ
る.このような研究論文は,読者の興味を引かず,価値がないものになる.

第3の失敗は,文献学的考察に偏重し,先行研究を過度に引用することで,「考察」が
独自の分析や議論を欠くことである.重要なのは,得られた「結果」を適切に解釈し,そ
の意味や背景を考察することである.そのためには,文献に偏った考察にならないように
する意識をもつことが不可欠である.

以上のよくある失敗を回避することで,よりよい「考察」を書くことができるだろう.

## まとめ

本論では,IMRaD の構成要素である「考察」の書き方を示した.「考察」は,自分の研
究の意義や貢献を読者に伝えるために重要なセクションである.考察を執筆する際は逆
ファネル構造(図1)を意識し,具体から一般へ議論を展開するようにしよう.考察は次
に述べる「序章」(第8章)に次いで難易度が高いが,本章で解説したコツを活用するこ
とで,自分の研究の重要性や新規性を伝える考察を書くことができるようになるだろう.

## 文 献

1）Guidelines for contributors to AJOT. Am J Occup Ther **71**（Suppl 2）：7112430010p1-7106360010p9, 2017. doi：https://doi.org/10.5014/ajot.2017.716SGuide（2022 年 11 月 26 日参照）

2）STROBE Statement─Checklist of items that should be included in reports of cross-sectional studies. https://www.equator-network.org/wp-content/uploads/2015/10/STROBE_checklist_v4_cross-sectional.pdf（2022 年 11 月 26 日参照）

3）Gastel B, et al：How to Write and Publish a Scientific Paper（9th ed）. Greenwood Pub Group, 2022

4）Parija SC, et al（eds）：Writing and Publishing a Scientific Research Paper. Springer, 2017

5）Silvia PJ（著），高橋さきの（訳）：できる研究者の論文作成メソッド─書き上げるための実践ポイント．講談社，2016

# 8 「序論」の書き方のコツ

## はじめに

　本章では，IMRaD の構成要素である「序論」の書き方を解説する．「序論」を書く目的は，研究で解決する問題の重要性と新規性を伝えて，目的を明確にすることである．「序論」は，研究論文の中で最も書くのが難しい部分の一つである．なぜなら，研究の背景と動機を説得力のあるかたちで説明する必要があるからだ．特に，初学者にはハードルが高く感じられるだろう．本章では，「序論」の書き方の基礎を解説しつつ，より説得力を高める書き方のコツも併せて解説する．

## 「序論」を書く目的

　「序論」を書く基本的な目的は，「なぜこのリサーチギャップを解決する必要があるのか？」という疑問に答えることである．ゆえに，まずこのギャップが何であるかを明確にすることは，査読者を含む読者にあなたの研究の意義を伝えるうえで欠かせない．読者は単に研究で使用した方法だけでなく，研究の背後にある目的や意義に興味をもつ．具体的には，あなたの研究がその分野の知識を拡充し，実社会や実践にどのような貢献をするのかを知りたいと思っている．そのため，「序論」では，リサーチギャップを埋めることの学術的，社会的，実践的な意義を明確に示す必要がある．

　たとえば，うつ病に関する作業療法の効果に焦点を当てた研究論文を執筆する場合の「序論」の構築を考えてみよう．まず，うつ病の有病率やその病態が個人や社会に与える影響について触れることで，テーマの背景を描写する．次に，現存する治療法とその効果・限界について触れることで，研究の必要性やリサーチギャップを明らかにする．そして，作業療法がうつ病に対してどのようなアプローチをするのか，その仕組みや期待される効果について述べる．最後に，研究の主要な目的や仮説，疑問（例：「作業療法は薬物療法単独よりもうつ病の症状や QOL をより効果的に改善するか？」）を具体的に示す．この流れに従うことで，「序論」は読者にとって説得力のあるものとなる．

## 「序論」を書く前の準備

　「方法」（**第 6 章**），「結果」（**第 5 章**），「考察」（**第 7 章**）と同様に，「序論」でも事前準備が欠かせない．事前準備は難易度の高い「序論」を書くうえで航路を確かめるようなも

のだ．あなたは事前準備を行うことで，効率的・効果的に「序論」を書けるようになるだろう．事前準備には以下の3つのステップがある．

### 1 投稿規定の確認

　まず投稿予定の学術誌の投稿規定の確認は，研究論文を執筆する前の重要なステップである．この規定の中には，研究論文の構成や内容，特に「序論」に関する具体的な要件や推奨事項が示されていることが多い．たとえば，米国作業療法協会が発行するAJOTのような学術誌では，関連文献の綿密なレビューや研究の背景と動機，目的や仮説，疑問の明確な提示が求められる[1]．このような手がかりを見つけることができれば，研究論文の「序論」を執筆しやすくなるし，よりその誌にマッチした内容となり，受理される確率が上がることが期待できる．

　しかしながら，すべての学術誌がこのように明確な手がかりを提供しているわけではない．このような場合，どのように「序論」を書き上げるべきか，を迷うことがあるかもしれない．その際には，次に示す報告ガイドラインの確認や既存の研究論文の参照を通して，より具体的な手がかりを探し出すとよい．

### 2 報告ガイドラインの確認

　研究論文を書くうえで欠かせないツールの一つが，報告ガイドラインである．これは研究の種類や手法に応じた研究論文の標準的な書き方を示唆するもので，「序論」のセクションを書く際の指南としても役立つ．たとえば，ランダム化比較試験の論文を書く際に参考とされるCONSORT声明（Consolidated Standards of Reporting Trial Statement）では，その「序論」部分で研究の目的や仮説を明記することが推奨されている[2]．これは，ランダム化比較試験が仮説検証を目的とした研究法であるためだ．一方，質的研究の場合，SRQRという報告ガイドラインが存在し，こちらでは「序論」で研究の目的や具体的な疑問を書くことが推奨されている[3]．これは質的研究が仮説生成型の研究法であることからの指針だ．こうした報告ガイドラインは，研究法による書き方の差異が反映されている．したがって，「序論」を書くにあたっては，研究法に応じた適切な報告ガイドラインを前もって確認し，それを基に研究論文を執筆することが重要である．

### 3 研究論文の確認

　加えて，投稿予定の学術誌に掲載されている研究論文の「序論」を確認する．掲載された研究論文をみると，その学術誌で好まれる「序論」の書き方がわかる場合がある．たとえば，ある学術誌では，簡潔かつ選択的に過去の研究をレビューする書き方を好む場合がある．一方で，他の学術誌では，網羅的かつ詳細な文献レビューを重視することがある[4]．これらの傾向は，投稿ガイドラインのみでの確認では十分に把握することが難しい．もし，簡潔明瞭な「序論」を好む学術誌に，長大な「序論」の研究論文を投稿すると，編集者や査読者から減らすように指摘される可能性が高くなる．もちろん，その逆の場合は大幅な

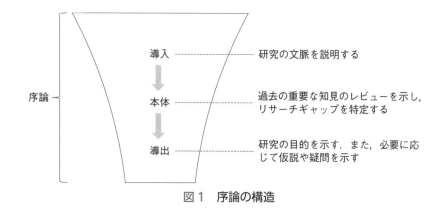

図1　序論の構造

加筆が求められる可能性もある．学術誌にはそれぞれ好まれやすい「序論」の書き方がある．ゆえに，投稿予定の学術誌に掲載されている研究論文を十分に確認し，「序論」にどのような傾向があるのかを確認しておくことが望ましい．

## 「序論」の書き方のコツ

研究論文を書くとき，「序論」は IMRaD の構成要素の中で最後に取り組むべき部分である．「序論」は研究テーマの背景や重要性，先行研究の整理や批判，自らの研究の目的や仮説，疑問など，多くの要素を含める必要があるからだ．しかし，どのように構成すればよいか，どのような文体や時制を使えばよいか，迷ってしまうことも多いだろう．以下ではいくつかのコツを解説する．

### 1 「序論」はファネル構造で書く

まず，「序論」は通常，導入，本体，導出の3つの部分から成り立っている．これを，ファネル構造として理解するとイメージしやすい（図1）．このファネル構造は，広い視点から始め，徐々に狭い視点へと移行する構造である．この構造は，研究論文の「序論」でよく用いられる一般的な議論の流れである．これは，前章で示した「考察」の構造とは対照的である．

導入部では，研究の背景や動機を説明する．1〜2つのパラグラフを使用して，研究のテーマが何に関連しているのか，なぜそれが社会や学問において重要なのか，また，どのような問題意識や疑問を解決しようとしているのかを述べることが求められる．

次に，本体部分では，1〜5つのパラグラフを用いて，テーマに関連する主要な先行研究を取り上げる．その際，先行研究の内容や結果を紹介するだけでなく，それが自らの研究テーマとどのような関係をもつのかを明示的に示すことが重要である．また，この部分で，先行研究に存在するリサーチギャップを明らかにし，それをどのように解決するかの方向性を示唆することで，自らの研究の重要性や新規性を強調する．

最後に，導出部で，本研究の主要な目的や仮説，疑問を明確に提示する．1〜3つのパラ

グラフを用いて，前述したリサーチギャップを埋めるために，自らがどのような研究を行うかを具体的に述べる．また，その研究がどのような意義や貢献をもつかも併せて説明する．

### 2 「序論」の時制を使い分けるコツ

「序論」でも，文脈に応じた時制の使い分けが重要である．「序論」では基本的に現在形を使うが，文脈によって過去形や未来形など他の時制も使用する．時制の使い分けに注意することで，読者に先行研究や自らの研究の内容や意義を正確に伝えることができる．以下では，導入，本体，導出のそれぞれでどのような時制を使うかについて説明する．

導入では，研究テーマの背景や重要性，問題意識などを述べる．これらは現在進行中であったり，普遍的であったりすることが多いので，現在形で書くことが多い．たとえば，「精神障害のある人々の人権や尊厳を保護し，社会の中での差別や偏見を排除することは，現代社会において極めて重要である」という文は，普遍的な原則や現在の社会的課題に触れているため，現在形で表現するのが適切である．このように，導入部での文脈に応じた時制の使用は，研究の背景や意義を読者に対してより明確に伝えることになる．

本体では，先行研究の内容や結果を紹介し，自らの研究テーマとの関連性やリサーチギャップを指摘する．これらは過去に行われたものであったり，特定の事実であったりすることが多いので，過去形で書くことが多い．たとえば，「序論」で言及する先行研究の「方法」（例：「質的研究で明らかになった」など）や「結果」（例：「高ストレス群はうつ状態の増加と関連していた」など）は，過去に行われたものであることや，特定の事実であることから，過去形で書くのが適切である．

一方，先行研究が示した一般的な事実（例：「精神障害のある人は社会的スキルや生活満足度が低い傾向がある」など）や，自らの研究テーマとの関連性（例：「運動療法は高齢者の認知機能に影響する可能性がある」など）について述べる際は，それが現在にも適用される内容である場合，現在形で記述することがある．また，本体のリサーチギャップの特定についても，現在の研究の状況や未解決の問題点を示すことから，現在形を使うことが多い（例：「労働者の作業機能障害の予後予測については検討されていない」など）．これは，現時点で不足している知見や問題点を示すためである．

導出では，自らの研究の目的，意義，仮説，疑問などを提示する．研究の目的を示す際は，現在形（例：「本研究の目的は，社会参加における協力行動が，社会的スキルに与える影響を検証することである」など）や過去形（例：「本研究の目的は，社会参加における協力行動が，社会的スキルに与える影響を検証することだった」など）を使う．研究の意義（例：「本研究の意義は○○にとって有用な知見を提供する」など），仮説（例：「仮説：作業的不公正は自己肯定感に悪影響を及ぼす」など），疑問（例：「疑問：意見の対立は意思決定の質を高めるか」など）を示すときには現在形を使うことが多い．ただし，文脈によっては，意義（例：「本研究の意義は○○にとって有用な知見を提供することであると考えた」など），仮説（例：「本研究では，作業的不公正が自己肯定感に悪影響を及ぼすという仮説を検証した」など），疑問（例：「本研究では，意見の対立は意思決定の質を高めるか

という疑問を立てた」など）も過去形になる場合がある．

　このように，「序論」では文脈に合わせてさまざまな時制を使い分ける．ここでは，その
コツを述べたが，もちろんこれも文脈に合わせて柔軟に使い分ける必要がある．

### ③ 導入の書き方のコツ

　研究論文を書くとき，導入はとても重要なパートである．なぜなら，導入では，自分が
何を研究しているのか，その研究がどうして重要なのか，どんな目的や仮説，疑問をもっ
ているのかといったことを読者に伝えるからである．つまり，導入では，読者が興味をも
ち，続きを読みたいと思うようにしなければならない．

　では，どうやって導入を書くとよいのだろうか．

　まず，導入では，編集者や査読者を含む読者が，研究論文のテーマとその重要性を理解
にするために必要な概論を示す．つまり，ここでは研究論文で扱うテーマの性質や範囲を
明確にする[4]．たとえば，「労働現場には $a$ という特徴があるために Y という問題が発生す
る」などといったトピック・センテンスを置き，それを補足するサポート・センテンスを
展開していくと，読者に研究論文の文脈を提示できる．テーマの文脈が明らかになれば，
次に続くパラグラフの議論を理解しやすくなる．なぜなら，自分が何について読んでいる
のか，そのテーマがどんな意義や関連性をもっているのかが明確になっているからであ
る．このように，導入では研究論文の背景の文脈を明確にし，読者の理解を助ける道筋を
つけるとよい．

　次に，導入は読者の興味を引くために，最初の1文は非常に重要である．最初の1文で
読者の注意を引かなければ，読者は研究論文に興味をもたず，読むのをやめてしまうかも
しれない．そうならないために，最初の1文には工夫が必要である．

　工夫の方法としては，①疑問形で書き始める，②一般的主張から書き始める，③目的を
徐々に明らかにするようにして書き始める，などといったやり方がある[5]．たとえば，「○
○が起こることはどうして問題なのだろうか？」という疑問形で書き始めると，読者は答
えを知りたくなって読み続けるかもしれない．また，「○○は〜であるために，世界的に注
目されている課題である」という一般的主張から書き始めると，読者は自分もその場に関
係していると感じて読み続けるかもしれない．さらに，「本研究では，○○が起こることに
ついて分析し，その原因や影響，対処法を明らかにすることを目的とする」という目的を
徐々に明らかにするように書き始めると，読者は自分が何を学べるのかがわかって読み続
けるかもしれない．他方，（自戒を込めていうと）冒頭でいきなり辞書的定義を提示した
り，「近年，〜が注目されている」や「〜というテーマは手つかずのままである」などと
いった使い古された書き出しは，ついやってしまいがちだが，読者の興味を引きがたい[5]．
読者の興味を喚起するために，導入の最初の1文には注意を払おう．

　さらに加えて，導入の内容は投稿予定の学術誌で想定される主たる読者層を考慮する[6]．
同じテーマでも，投稿予定の学術誌によって導入の内容や書き方を変える必要があるから
だ．たとえば，『作業療法ジャーナル』の主たる読者層は作業療法士であると考えられる

が，作業療法観をテーマにする場合を除いて，導入で作業療法の説明を詳細に行う必要はない．なぜなら，作業療法士は作業療法の基本的な知識や用語をすでに理解しているからである．他方，作業療法とは接点のない学術誌で作業療法に関する研究を発表するのであれば，作業療法の説明を詳細にわかりやすく行ったほうが読者の助けになる．その理由は，読者が作業療法とは何か，その専門家が何を目指しているのか，どのような分野と関連しているのかについての知識が不足している可能性があるためである．このように，導入の内容は投稿予定の学術誌の特性に合わせて変える必要がある．

　以上のように，導入では研究の文脈を説明し，読者の興味を引き，投稿予定の学術誌に適した内容を書くことが大切である．導入がうまく書ければ，読者は研究論文に関心をもち，続きを読みたいと思うようになるだろう．導入は研究論文の入口である．読者に研究論文の魅力を伝えるために，導入の書き方には注意を払おう．

## 4 本体の書き方のコツ

　導入で研究論文のテーマとその文脈を説明した後，次に書くべきは本体である．本体は「序論」の中核であり，テーマに関連した過去の重要な知見を端的にレビューし，研究論文で解決するリサーチギャップ（未解決の研究課題）を明らかにするパートである．

　では，どうやって本体を書くとよいのだろうか．

　まず，本体では過去の重要な知見を機械的に要約するのではなく，研究論文で解決したいリサーチギャップの理解に読者が到達できるように整理することが求められる．上述したように，レビューの詳細の程度は学術誌によって分かれるが，「序論」はシステマティック・レビュー，メタ分析，ナラティブレビューなどの「レビュー論文」そのものではない点に注意が必要である．「序論」は研究論文の導入部分であり，その目的は研究論文で扱うテーマの妥当性と位置づけを明確にすることである[5]．つまり，「序論」は先行研究の動向を徹底的に分析すること自体が目的ではないのだ．

　具体的には，本体では以下の3つのステップに沿って書くとよいだろう．

### 1）ステップ1

　まずは現在，何がわかっているのかを説明する．これは，テーマに関連した過去の重要な知見を端的にレビューすることである．このステップでは，自分が参考にした文献を引用しながら，テーマに関する既存の知識や理論を紹介する．過不足なく必要な情報を選択し，読者がリサーチギャップを理解するために必要な背景知識や前提条件を示すことが大切である．

　たとえば，Yが起こることについて研究している場合，このステップでは，Yとは何か（定義），Yがどんな影響を及ぼすか（結果），Yがどのように発生するか（メカニズム）などについて，過去の研究から得られた知見を示すことができるだろう．

### 2）ステップ2

　次に，何がわかっていないのか／どんな矛盾があるのかを説明する．これは，既存の知見におけるリサーチギャップを指摘することである．このステップでは，自分が参考にした

文献を引用しながら，テーマに関する未解決の問題や矛盾点，あるいは新たに提起された仮説や疑問を論じる．たとえば，Yが起こることについて研究している場合，このステップではYの発生要因や影響度に関する先行研究の不足や相違点，Yに対処する方法や効果に関する未検証の仮説などについて，過去の研究から得られた知見と比較しながら示すことができるだろう．なお，論争の多いトピックを取り上げる場合，さまざまな視点や立場を考慮に入れながら，公平で説得力のある議論を展開することが不可欠である．

### 3）ステップ3

さらに，なぜリサーチギャップを解決する必要があるのかを説明する．これは，この研究でリサーチギャップを埋めることがどうして必要であり，どんな貢献をもたらすのかを説明することである．このステップでは，自分の研究の目的や仮説，疑問を提示し，それがリサーチギャップを解決することにどのようにつながり，それがテーマに関連した学術的・実践的な意義をもつことにどのようにつながるかを論じる．たとえば，Yが起こることについて研究している場合，このステップではそれにかかるリサーチギャップを解決することが，どのような社会的，学術的な価値をもつのかを説明する．それによって，読者は研究動向とその問題点を自然に理解でき，リサーチギャップを埋める理由に納得できるようになるだろう．

本体は「序論」の中核を成す部分である．この部分を説得力あるものにするために，本体はテーマに合わせて読者が既存の知識と課題を理解し，リサーチギャップを解決する必要性がわかるように書こう．

### 5 導出の書き方のコツ

本体でリサーチギャップを明らかにした後，次に書くべきは導出である．導出はリサーチギャップを基盤にして目的を示すパートである．目的では研究で何を達成したいのか，どう達成するのかを端的に説明する．目的は研究論文の方向性を示すものであり，その後の方法や結果，考察と整合性がとれるように書く必要がある．

では，どうやって導出を書くとよいのだろうか．

まず，目的は「本研究の目的は〜」という主語で始めることが多い．この主語に続く文章は明確かつ具体的に書くことが大切である．なぜなら，目的が曖昧だと，その後の方法や結果，考察がぼやけてしまうからである．また，目的はリサーチギャップと密接に関連していることを示す．なぜなら，目的がリサーチギャップから導かれていることがわかれば，読者は研究論文の妥当性や必要性を感じるからである．

次に，目的を示した後に，量的研究の場合は検証したい仮説を示す場合がある．仮説とは，自分が検証したいと思っている関係性や因果性を表現した命題である．仮説は目的から導かれるものであり，その後の方法や結果，考察と整合性がとれるように書く必要がある．仮説は「仮説：〜」，「〜である，という仮説を立てた」，「〜であると仮定する」などという形式で書くことが多い．たとえば，労働現場でYが起こることについて研究している場合，このステップでは以下のように書くことが考えられるだろう．なお，例では複数

の仮説や疑問を立てているが，これらは1つでもよい.

### ・例文1：量的研究の場合

　本研究の目的は，労働現場でYが発生する要因とその影響度を分析し，Yに対処する方法とその効果を検証することである．本研究では，以下の仮説を立てた.

　仮説1：Yが発生する要因は，D，Eによって異なると仮定する.

　仮説2：Yが発生すると，Zに悪影響を及ぼすと仮定する.

　仮説3：Yに対処する方法として，F，Gが有効であると仮定する.

　また，質的研究の場合は目的を示した後で具体的な疑問を示す場合がある．疑問とは，自分が探求したいと思っている現象や経験の意味に関する開かれた問いである．疑問は目的から導かれるものであり，その後の方法や結果，考察と整合性がとれるように書く必要がある．疑問は「〜はどうなっているのか？」や「〜はどういう意味を持つのか？」などというオープンエンドの質問形式で書くことが多い.

### ・例文2：質的研究の場合

　本研究の目的は，Yが発生することについて，その実態や意味づけを探求し，Yに対処する方法や効果を明らかにすることである．本研究では，以下の疑問を探求した.

　疑問1：Yが発生することはどのような現象なのか？

　疑問2：Yが発生することにどういう意味があるのか？

　疑問3：Yに対処するためにどのような方法を用いているのか？

　疑問4：Yに対処する方法はどのような効果をもたらしているのか？

　このようにして書くと，読者は研究論文が何を達成したいのか，どう達成するのかがわかりやすくなるだろう．導出は研究論文の目的を伝える部分である．それを読者に明確に伝えるために書くという視点を忘れずにいよう.

## 6 アウトラインを作成する

　他の構成要素と同様に，「序論」もアウトラインから作成する．アウトラインとは，「序論」の構成や内容を大まかに示したものである．アウトラインを作成することで，「序論」の流れや方向性が明確になり，書きやすくなる.

　では，どうやってアウトラインを作成するとよいのだろうか.

　まず，導入，本体，導出という仮の見出しを書く．これらは「序論」の3つの構成要素である．導入では研究論文のテーマとその文脈を説明し，読者の興味を引く．本体ではテーマに関連した過去の重要な知見を端的にレビューし，研究論文で解決するリサーチギャップを明らかにする．導出では，リサーチギャップを基盤にして目的を示し，量的研究の場合は検証したい仮説を示す場合がある．また，質的研究の場合は探求したい疑問を示す場合がある.

　次に「序論」で必要と考えられる議論を箇条書きする．まずは，自分が参考にした先行

```
導入
・労働現場にはαという特徴があるためにYという問題が発生する.
  -Yは○○と定義されている.
  -多くの労働者がこの問題を感じたことがあると報告している.
  -Yが労働現場で深刻な問題であることは,広く認識されている.
本体
・YはVの悪化と関連する.
  -Yの悪化がMの悪化に関連した.
  -YとMがNに関連した.
  -つまり,YとM,Nは関連している.
  -しかし,労働者のYとZの関連性については検討されていない.
  -Zの悪化はさまざまな問題に関連している.
  -YとZ状態の関連を調べる必要がある.
導出
・本研究の目的は,労働者を対象にYとZの関連性を検証することである.
  -高Y者は低Y者に比べてZ状態が悪いという仮説を立てた.
```

図2 「序論」のアウトラインのサンプル

研究を基に,テーマに関する既存の知識や理論を明確に書く.また,研究テーマに関連する未解決の問題や矛盾点をリストアップする.これは,新たな研究がなぜ必要であるのかを示すのに役立つ.そして,現在の状況や問題を解決するための新しい仮説や疑問を書き出す.ここで特に注意したいのは,情報の選択の仕方である.研究の内容を理解してもらうためには,読者に過不足なく必要な情報を提供することが大切である.つまり,読者が混乱しないように,リサーチギャップや研究の目的を明確に理解するための背景知識や前提条件を伝えることに焦点を当てる.「序論」のアウトライン作成時から,研究者としての視点だけでなく,読者の視点を意識しておこう.

その後,これらの箇条書きの内容からトピック・センテンスの候補を選び出す.このトピック・センテンスを補足するためのサポート・センテンスやコンクルーディング・センテンスを整理する.そして,それらを導入,本体,導出の三部構造に振り分ける.特に,導入部では読者の興味を引く要素を,本体部ではリサーチギャップの指摘やその解決の必要性を,導出部では研究の目的や仮説,疑問を明確に伝えることが大切である.

図2は,上記の手順で書いた初期段階の「序論」のアウトライン例である.これを基に,加筆修正を繰り返しながら,アウトラインをさらに肉づけする.アウトラインを作成することで,「序論」の構成や内容が整理され,書きやすくなるだろう.アウトラインは研究論文の骨格である.効率的に書くために,アウトラインの作成は省略しないようにしよう.

## 7 アウトラインからテキストを作成する

アウトラインを作成した後,次のステップはテキストの作成である.アウトラインを基にテキストを作成することで,「序論」の内容や表現が具体的になり,完成度の高い研究論文へと仕上げることができる.アウトライン作成時の仮見出しは最終的に削除する.なお,「序論」が長くなる場合は,読みやすくするために内容に適した見出しを作成したらよい.

では,どうやってテキストを作成するとよいのだろうか.

---

**はじめに**

　労働現場には $a$ という特徴があるために，Y という問題が発生することが世界的課題となっている（文献）．Y は，○○と定義されている（文献）．多くの労働者がこの問題を感じたことがあると報告している（文献）．また，Y は，○○，○○，○○といった問題を引き起こす（文献）．ゆえに，Y が労働現場で深刻な問題であることは，広くコンセンサスが成立している（文献）．

　Y には V の悪化が含まれる．○○ら（文献）は，労働者の Y の悪化が M の悪化に関連していることを示した．また，○○ら（文献）は，労働者の Y と M が N に関連していることを示唆した．このように，Y と M，N の関連は明らかにされてきた．

　しかし，労働者の Y と Z の関連性については未解明のままである．Z に問題があると，○○，○○，○○などといった事象につながる．ゆえに，Y と Z の関連を調べる必要がある．

　本研究の目的は，労働者を対象に Y と Z の関連性を検証することである．この目的を達成するために，われわれは横断研究を実施し，Y 尺度で高 Y 群と低 Y 群に分けて，Z 尺度の得点で Z 状態を比較検討した．本研究では，高 Y 者は低 Y 者に比べて Z 状態が悪いという仮説を立てた．

---

図 3　「序論」のテキストのサンプル

　まず，アウトラインでリストアップしたトピック・センテンスを洗練することが大切である．トピック・センテンスはパラグラフの中心となる主張や主題を表現した文であるから，その文が明確かつ具体的であれば，その後のサポート・センテンスやコンクルーディング・センテンスも書きやすくなる．また，トピック・センテンスは自分自身で考えた主張や主題を表現することが多いが，必ずしもそうでなくてもよい．他人の主張や主題を引用することもあるし，質問や疑問を表現することもある．重要なことは，トピック・センテンスが自分の研究目的や仮説，疑問と関連していることである．加えて，トピック・センテンスはパラグラフの最初に置くことが多いが，必ずしもそうでなくてもよい．パラグラフの中段に置くこともある．重要なことは，トピック・センテンスがパラグラフ全体の流れに合っていることである．

　次に，アウトラインでリストアップしたサポート・センテンス，コンクルーディング・センテンスを基礎づけることが大切である．サポート・センテンスはトピック・センテンスの主張や主題を補足する文であり，コンクルーディング・センテンスはパラグラフのまとめや結論を示す文であるから，その文が信頼できる情報や論理に基づいていれば，パラグラフ全体の説得力や信憑性が高まる．サポート・センテンス，コンクルーディング・センテンスは文献を引用するときには必ず出典を明記することが大切である．出典を明記することで，自分の主張や主題に対する根拠を示すことができるし，読者もその情報の信頼性や正確性を確認することができる．出典を明記する方法は学術誌によって異なる．また，

先行研究を引用するときには必ず正確に引用することが大切である．正確に引用することで，自分の主張や主題に対する根拠を正しく示すことができるし，読者もその情報の信頼性や正確性を確認することができる．正確に引用する方法は学術誌によって異なるが，一般的には直接引用する場合は引用符（例：「　」，"　"）で囲み，間接引用する場合は言い換えたり要約したりする．

　このようにして書くと，「序論」のテキストが完成する．テキストを作成した後は，繰り返し加筆修正して，学術誌に投稿できる水準にまで高めることが大切である．テキスト作成は研究論文の仕上げの段階である．完成させるために，テキストの作成はねばり強く取り組もう．

　図3は，初期段階の「序論」のテキスト例である．これを繰り返し加筆修正して，学術誌に投稿できる水準にまで高める．

## 8 「序論」で使えるフレーズ集

　IMRaD において，「序論」は最も書きにくいセクションである．「序論」は研究の重要性，新規性，目的などを主張する重要なセクションであり，研究論文の執筆において，最も難易度が高い課題である．そのハードルを少しでも下げるために，以下に「序論」の書き方のヒントとなるフレーズ例を示した．[＿＿＿＿]には，あなたの研究に関連する用語を代入し，文章は自身の研究の内容に合わせて加筆修正して使用するとよい．

---

・[＿＿＿＿] は，[＿＿＿＿] であるため [＿＿＿＿] で注目されている．
・[＿＿＿＿] は [＿＿＿＿] において喫緊の課題の一つである．
・[＿＿＿＿] という問題は，長い間，[＿＿＿＿] の注目を集めてきた．
・[＿＿＿＿] の発展は，[＿＿＿＿] において顕著である．
・[＿＿＿＿] において，[＿＿＿＿] は急速にその重要性を増してきている．
・[＿＿＿＿] において，[＿＿＿＿] の影響は無視できないものとなってきた．
・[＿＿＿＿] とは [＿＿＿＿] である．
・[＿＿＿＿] は [＿＿＿＿] として定義され，[＿＿＿＿] や [＿＿＿＿] を含む．
・[＿＿＿＿] に関連する主な理論は [＿＿＿＿] であり，[＿＿＿＿] を説明する．
・これまでの [＿＿＿] に関する研究では，[＿＿＿] に焦点を当て，[＿＿＿] を発見してきた．
・[＿＿＿＿] は，[＿＿＿＿] と報告している．
・一方，[＿＿＿＿] は，[＿＿＿＿] に関して [＿＿＿＿] という見解を示している．
・[＿＿＿＿] における [＿＿＿＿] の有効性は，多くの文献で議論されてきた．
・[＿＿＿＿] は，[＿＿＿＿] に関する [＿＿＿＿] を指摘している．
・[＿＿＿＿] は，[＿＿＿＿] に関する [＿＿＿＿] を示している．
・[＿＿＿＿] に対するアプローチは，[＿＿＿＿] により変容してきた．
・[＿＿＿＿] の取り組みは，[＿＿＿＿] における [＿＿＿＿] の洞察を提供している．

- 多くの研究が，[＿＿＿＿] の [＿＿＿＿] に焦点を当てているが，[＿＿＿＿] は十分に探求されていない.
- しかし，[＿＿＿＿] に関する既存の文献には，[＿＿＿＿] というギャップがある.
- この研究領域には，[＿＿＿＿] というリサーチギャップが存在している.
- したがって，本研究の目的は [＿＿＿＿] である.
- 本研究の目的は，[＿＿＿＿] を方法として用いて [＿＿＿＿] を調査することである.
- 本研究の仮説は，[＿＿＿＿] である.
- 本研究の疑問は，[＿＿＿＿] である.
- 本研究は [＿＿＿＿] によって [＿＿＿＿] の分野に貢献する.
- 今回の研究は，[＿＿＿＿] における [＿＿＿＿] の解明を試みるものである.
- 本研究の意義は，[＿＿＿＿] である.
- 本研究は，[＿＿＿＿] の理解を深め，[＿＿＿＿] に新しい知見を提供する意義がある.
- 本研究により，[＿＿＿＿] における新たな方向性が示唆されることを期待している.
- [＿＿＿＿] における [＿＿＿＿] の採用は，[＿＿＿＿] をもたらすと予想される.
- 今回の取り組みを通じて，[＿＿＿＿] の [＿＿＿＿] に対する深い理解が得られることを期待している.
- この研究は，[＿＿＿＿] における [＿＿＿＿] の実用化に役立つ可能性がある.

---

　これらのフレーズは，序論執筆のハードルを下げるためのヒントである．ご自身の研究に合わせて，適宜，加筆修正しながら活用してもらいたい.

### 9 よくある失敗

　「序論」でよくある失敗は2つある．ひとつは，「序論」と「考察」を混同することだ[6].両者はともに過去の重要な知見を論じるが，目的が異なることを忘れてはならない.「序論」では，テーマに関連した過去の重要な知見を端的にレビューすることで，自分の研究で解決するリサーチギャップを特定する.「考察」では，自分の研究で得られた「結果」を過去の重要な知見と関連づけることで，自分の研究の意義や貢献を示す.このように，「序論」と「考察」ではリサーチギャップや過去の重要な知見に対するアプローチが異なることから，同じ議論を繰り返さないようにする必要がある.

　もうひとつは，研究計画書で執筆した「序論」の使い回しをすることだ[6].このやり方には，いくつかの問題がある.まず，研究計画書で執筆した「序論」は，研究論文を執筆する時点で最新の研究動向を反映できない可能性がある.研究分野によっては，短期間で新しい知見や理論が発表されることがあるからである.そのため，研究計画書で執筆した「序論」をそのまま使うと，リサーチギャップや目的が陳腐化してしまう恐れがある.次に，研究計画書で執筆した「序論」は，実際に行った「方法」，得られた「結果」，行った「考察」と内容や方向性が乖離する可能性がある.研究計画書では，予定していた「方法」や仮定していた「結果」を基に「序論」を書くことになるが，実際に研究を行う過程で「方

法」や「結果」が変更されることがあるからである．そのため，研究計画書で執筆した「序論」をそのまま使うと，「方法」や「結果」と整合性がとれなくなる場合がある．さらに，研究計画書で執筆した「序論」は，投稿予定の学術誌で求められる内容や形式になっていない可能性がある．学術誌によっては，「序論」の長さや構成，引用の仕方などに特定の規定や基準がある．そのため，研究計画書で執筆した「序論」をそのまま使うと，学術誌の規定や基準に適合しなくなる恐れがある．このように，研究計画書で執筆した「序論」を安易にコピー＆ペーストすることは避けるべきである．研究論文の「序論」は，最新の研究動向を反映し，実際に行った「方法」や得られた「結果」，展開した「考察」と整合性がとれ，投稿予定の学術誌で求められる内容や形式になっている必要がある．そのため，研究計画書の「序論」を参考にしながらも，必要に応じて加筆修正することが大切である．

　以上のよくある失敗に対処することによって，「序論」の質を高めることができるだろう．

## まとめ

　本章では，IMRaD の構成要素である「序論」の執筆方法を詳細に解説した．「序論」は，研究論文全体の方向性を明確に示すとともに，存在するリサーチギャップの重要性を説得的に示すための基盤を提供する．「序論」の執筆は簡単な作業ではないが，本章で示した書き方のコツを参考にすることで，その作業をより効率的かつ効果的に進めることが可能となるだろう．

**文　献**

1) Guidelines for Contributors to AJOT．Am J Occup Ther **71**（Suppl 2）：7112430010p1-7106360010p9, 2017. doi：https://doi.org/10.5014/ajot.2017.716SGuide（2022 年 12 月 26 日参照）
2) CONSORT　https://www.consort-statement.org/（2022 年 12 月 26 日参照）
3) O'Brien BC, et al：Standards for reporting qualitative research：a synthesis of recommendations. Acad Med **89**：1245-1251, 2014. doi：10.1097/ACM.0000000000000388
4) Gastel B, et al：How to Write and Publish a Scientific Paper（9th ed）. Greenwood, 2022
5) Silvia PJ（著），高橋さきの（訳）：できる研究者の論文作成メソッド―書き上げるための実践ポイント．講談社，2016
6) Parija SC, et al（eds）：Writing and Publishing a Scientific Research Paper. Springer, 2017

## 9　タイトル，キーワード，要旨の書き方のコツ

## はじめに

　本章では，研究論文の正否を左右するといっても過言ではない，タイトル，キーワード，要旨の書き方のコツを解説する．これらの要素は，編集者や査読者を含む読者が最初に目にするものであり，研究論文の第一印象を形成する役割がある．また，これらの要素は，膨大な先行研究の中から，自分の研究論文を探し出してもらう役割を担う．ゆえに，タイトル，キーワード，要旨の作成は，研究論文の執筆において極めて重要なのだ．

## 3つの要素の執筆に通底する2つの視点

　研究論文を執筆する際には，本文だけでなく，タイトル，キーワード，要旨という3つの要素にも注意を払う必要がある．これら3つの要素は，あなたの研究成果を世界に発信するために重要な役割を果たす．しかし，これら3つの要素をどのように書くべきかは，初学者にとっては難しい課題かもしれない．そこで，タイトル，キーワード，要旨を執筆するときは，読者の興味を引く，検索エンジン最適化（SEO）対策を行うという2つの視点を理解する必要がある．

### 1　視点1：読者の興味を引く

　研究論文のタイトル，キーワード，要旨は，研究内容を端的に伝えるだけでなく，読者に研究論文を読んでもらうために興味を刺激するという視点をもつ必要がある[1]．タイトルは，研究論文につけられた名前であり，最初に目に入る部分である．キーワードは，研究論文につけられたタグであり，他の研究者が類似する研究テーマを扱う研究論文を探すときに見つけやすくするものである．要旨は，研究論文本文の内容を短くまとめたものであり，本文を読む前に概要を知ることができるものである．これら3つの要素は，研究論文の入り口になるものであり，あなたの研究内容を端的に示すものである．

　実際の研究論文の読者の行動を考えると，読者はまずタイトルを目にし，それに引きつけられるかどうかで次のステップへと進む[2]．もしタイトルが興味を引きつけた場合，次に要旨を読み，研究の大まかな内容を確認する．そして，要旨が読者の期待や興味を満たす場合，さらに本文へと進むこととなる[2]．このプロセスを考慮すると，タイトル，キーワード，要旨が研究論文を効果的にプロモートするうえで重要であることがわかる．したがって，これらの要素を書く際には，読者の興味や期待を捉え，本文へと導くような工夫

が必要となる.

　まず，タイトルは，一目で研究の中心を把握するための手がかりとなるものである．そのため，簡潔かつ直接的な表現が求められる．一方，その簡潔さの中に研究の新規性や独自性を盛り込むことで，読者の注意を引くことができる．具体的には，研究の焦点や対象，方法論などを組み合わせたタイトルは，他の研究との差別化を図るのに有効である．たとえば，「作業療法における社会交流技能評価」よりも「老年期障害領域の作業療法における社会交流技能評価の開発と尺度特性の検討」のほうが読者の興味を引きやすい．

　キーワードは，研究のテーマや内容を端的に示す役割をもつ．これは，他の研究者が研究論文を検索する際の指標となるため，適切な選択が必要である．研究の中心的なテーマや手法，重要な概念などをキーワードとして挙げることで，研究内容の特徴を明確に示すことができる．上記のタイトルを例に考えると，「作業遂行」，「社会参加」，「観察評価」，「コミュニケーション」などのキーワードならば，より具体的で関連性が高いことがわかるだろう．

　要旨は，研究の全体像を簡潔に伝えるものである．そのため，研究の目的，手法，結果，考察といった主要な要素を網羅することが求められる．また，研究の重要性や新規性を強調することで，読者に研究の重要性を理解してもらうための材料となる．研究内容や主張を明確にし，読者の関心を引けるようにしよう．

　以上の要点を踏まえて，タイトル，キーワード，要旨を整えることで，研究論文の質をさらに高めることができる．この 3 つの要素は，研究内容を有効に伝えるうえで欠かせないものであり，その質の高さが研究の評価にも影響を与えることを意識し，適切な修正や調整を行う必要がある．

### 2 視点 2：SEO 対策を行う

　研究論文のタイトル，キーワード，要旨は，研究内容を端的に伝えるだけでなく，読者に発見されるための重要な要素でもある．そのため，これら 3 つの要素を執筆するときは，SEO 対策の視点をもつ必要がある．SEO 対策とは，Search Engine Optimization（検索エンジン最適化）の略で，Web マーケティング用語であるが，人々がインターネットで検索するときに，簡単に探し出せるようにすることである．多くの読者に研究論文を読んでもらうために，SEO 対策を考慮する必要がある[3]．

　具体的には，これら 3 つの要素について書くときに，他の研究者がインターネット検索で使用しそうな概念やキーワードを意図的に入れるようにする．これは，インターネット検索では，検索ワードと一致する単語やフレーズが多いほど，上位に表示されやすいからである．たとえば，意見や価値観の衝突に関する研究論文であれば，「信念対立」，「コンフリクト」，「コンフリクト・マネジメント」などの概念を使うようにする．そうすれば，他の研究者がこれらの概念で検索したときに，あなたの研究論文を発見しやすくなると期待できる．逆に，一般的ではない用語や専門用語を多用すると，読者が検索したときに発見されにくくなる．

　また，SEO 対策を行う際には，タイトル，キーワード，要旨それぞれの役割や特徴を理解しておく必要がある．タイトルは最も目立つ部分であり，読者が興味をもって閲覧するかどうかを決める主要な要素である．そのため，タイトルは簡潔でわかりやすくするとともに，研究内容の主題や主張を明確に示すようにする．次にキーワードはタイトルでは表現しきれない研究内容の重要なポイントや関連分野を示す単語であり，読者が関心のあるトピックを絞り込む際に役立つ要素である．そのため，キーワードは適切な数（通常は 3〜5 個）選択し，研究内容の幅や深さを表現するようにする．最後に，要旨は研究内容の全体像を要約した文章であり，読者が本文を読むかどうかを判断する際に参考にする要素である．そのため，要旨は，SEO の視点をもちながら，論理的で明瞭な構成で書き（たとえば，背景，目的，方法，結果，考察，結論の順に），研究の目的や方法，主な結果や意義を具体的に示すようにする．

　研究者はインターネット検索で研究論文を探すことが多く，検索結果に表示されなければ読まれることはない．また，検索結果に表示されても，タイトルや要旨が興味を引かなければクリックされることはない．したがって，3 つの要素を書くときは，読者が発見しやすく，興味をもちやすいように SEO 対策を行う必要がある．

## タイトル，キーワード，要旨を書く前の準備

　まず，研究論文本文と同様に，タイトル，キーワード，要旨を書く前に事前準備を行うとよい．事前準備としては，以下の 3 つが挙げられる．

### 1 投稿規定の確認

　まず，投稿予定の学術誌の投稿規定を確認することが重要である．投稿規定は，学術誌が投稿される研究論文に対して求める形式や内容の基準であり，タイトル，キーワード，要旨に関しても具体的な指示がある場合が多い．これまでも例に挙げてきた AJOT では，タイトルは 15 語以内，キーワードは AJOT に登録されたリストから 2〜10 個ほど選択，要旨は 250 語以内の構造化要旨（Structured abstracts）が求められている[4]．構造化要旨については後述する．他方，学術誌『作業療法』では，タイトルの語数に制約はないが，日本語と英語を準備することが求められ，要旨も同様に日本語（300 字以内）と英語（100〜250 語以内）が必要である（以上，共に本稿執筆時）[5]．このように，投稿予定の学術誌の投稿規定を確認すれば，タイトル，キーワード，要旨が満たすべき条件を知ることができる．はじめから投稿規定に沿って書くことで，査読のプロセスをスムーズに進められる．

### 2 報告ガイドラインの確認

　また，事前準備として，あなたが研究で使用した研究法に適する報告ガイドラインを確認する必要がある．これまでの章で述べてきたように報告ガイドラインとは，特定の研究法や分野における研究論文の報告の質を向上させるために策定されたチェックリストやフ

ローチャートなどのツールであり，タイトル，キーワード，要旨に関しても推奨事項がある場合がある．

　たとえば，ランダム化比較試験の報告ガイドラインである CONSORT 声明では，タイトルにその試験手法を明確に表示すること，および要旨を特定のセクション（試験デザイン，方法，結果，結論，試験登録，資金源など）に基づいて構造化することを強調している[6]．また，質的研究の報告ガイドラインである SRQR では，タイトルに使用した質的研究法の名前を含めることを推奨している[7]．

　このように，報告ガイドラインは，研究手法の特性を反映した書き方を示している．したがって，研究論文の執筆を始める前に，使用した研究法に対応するガイドラインを確認する必要がある．

### 3 研究論文の確認

　加えて，投稿予定の学術誌に実際に掲載された研究論文のタイトル，キーワード，要旨を確認しておくとよい．投稿規定や報告ガイドラインは非常に有用であるが，実際に掲載されている研究論文の書き方を参照することで，さらに実用的な執筆のヒントを得ることができるからである．たとえば，タイトルは学術誌によってトーンが変わることがある[2]．無難で手堅いタイトルが好まれるのか，ウィットに富んだタイトルも受け入れられるのかを確認し，自身の研究論文の内容とすり合わせたタイトルを検討していくとよい．また，キーワードの選択においても，タイトルとの重複を避けるべきか，それとも自由度が高いのか，実際の論文からヒントを得ることができる．さらには，要旨をみると，序論，方法，結果，結論などの見出しを明確に設ける必要があるのか，そこまで厳密に要求されるわけではないのかなどについて知ることができる．掲載された研究論文は，編集者や査読者のチェックが入っているため，それを確認することによって，実際に何が求められるのかを推測することができる．

## タイトル，キーワード，要旨の書き方のコツ

　それでは，タイトル，キーワード，要旨の書き方のコツについて解説していく．研究論文の執筆全体の中で，これら 3 つの要素は最後の段階で書かれることが一般的である．そのため，研究者は，疲れている段階でこれらの要素に取り組むこととなり，その結果，集中力が切れて，注意を払うのが難しい場面もある．さらに，初学者の場合，これらの要素が短文であるがゆえに，どの情報を盛り込み，どの情報を省くべきかの判断が難しく，書きづらいと感じることもある．

　これらの要素の書き方の基本的なコツは，研究論文をより魅力的に伝えることに重点を置くことである．特に，タイトルに関しては，仮のものを研究論文執筆前から設定することが一般的であるが，執筆が進行し終わりに近づくにつれ，その研究の内容をより適切に表現するタイトルに修正することになる．これは，タイトルが研究論文の第一印象を形成

表　タイトルの基本型

| 基本型 | 説明 | 例 |
|---|---|---|
| タイトルに主要概念を使う | 研究テーマや中核となる概念をそのままタイトルにする方法である．これが基本中の基本であり，他の型はその変奏である． | ・Development of the Assessment of Belief Conflict in Relationship-14（ABCR-14）[8]<br>・作業中心のEvidence-based practiceにおけるコンピテンシーの質的解明[9] |
| サブタイトルを使う | タイトルとサブタイトルに分けて，研究テーマや中核となる概念とその詳細や特徴を表現する方法である．タイトルのみよりも内容が具体的で明確になる． | ・Relationships between interest, current, and future participation in activities：Japanese Interest Checklist for the Elderly[10]<br>・作業機能障害の潜在ランク数の推定―医療従事者を対象として[11] |
| サブタイトルに研究デザインを入れる | サブタイトルに研究デザイン（例：メタ分析，ランダム化比較試験など）を入れて，研究テーマや中核となる概念とその方法や手法を表現する方法である．研究デザインが重要な場合や他の研究と区別する場合に有効である． | ・Effect of occupational therapy program to promote well-being in people with experiences of mental illness：quasi-experimental study[12]<br>・リハビリテーション専門職の信念対立に対するマインドフルネストレーニングの効果―混合研究法を用いて[13] |
| サブタイトルに分析名を使う | サブタイトルに分析名（例：回帰分析，因子分析など）を入れて，研究テーマや中核となる概念とその分析手法や結果を表現する方法である．分析名が重要な場合や他の研究と区別する場合に有効である． | ・Analysis of structural relationship among the occupational dysfunction on the psychological problem in healthcare workers：a study using structural equation modeling[14]<br>・後天性脳損傷児の通常学級への適応プロセスに関する保護者の経験の質的解明―複線径路等至性アプローチを用いて[15] |
| 疑問形を使う | タイトルを疑問文にして，研究テーマや中核となる概念とその問題意識や目的を表現する方法である．読者の興味や関心を引きやすいが，答えが明確でない場合や複数の問題がある場合は適さないことがある． | ・What is an aging-related disease? An epidemiological perspective[16]<br>・非構成的評価法の確かさに影響する条件とは何か[17] |

するため，その印象が読者の関心を引き付けるか，それとも遠ざけるかを左右するからである．

## 1 タイトルの書き方のコツ

　タイトルは，研究論文の内容を端的に表現するものであり，他の研究者があなたの研究論文に興味をもち，読みたいと思うかどうかを左右する．また，タイトルは電子データベースで検索される際にも重要な役割を果たす．そのため，タイトルは以下のようなポイントに注意して作成する必要がある．

### 1）5つの基本型を使う

　まずは，タイトルの5つの基本型を理解しておこう．基本型とは，タイトルの構造や形式を示すものであり，表に示したようなものがある．5つの基本型は，自らの研究テーマや内容に合ったものを選択したらよい．

## 2) 研究論文の中核となる概念を使う

タイトルは，研究の核心となる概念やテーマを簡潔に伝える役割があるため，その作成は極めて重要である[18]．具体的には，研究の中心となる問題や焦点を捉えるキーワードやフレーズをタイトルに取り入れることで，読者に研究の主旨を明確に伝えることができる．たとえば，作業療法分野で精神障害者に対する人間作業モデルの有効性について研究していれば，タイトルに「人間作業モデル」，「精神障害作業療法」，「効果」などのキーワードを使用することで，その研究がどのような焦点に立脚しているのかを明確に示すことができる．このように，タイトルは研究の内容を簡潔かつ正確に伝える概念で構成する．

## 3) 明確かつ正確で魅力的な内容にする

さらに，タイトルは他の研究者が研究論文の内容を端的に把握し，もっと詳しく知りたいと思える内容にする必要がある[1]．ほとんどの読者はタイトルしか読まないからだ．ゆえに，タイトルで研究論文の内容を的確に伝えて，読者の興味を引きつける必要がある．たとえば，「医療者を対象に信念対立と精神的健康の関連性を検討する」というテーマで研究しているならば，以下のようなタイトルが考えられるだろう．

- •「医療者の信念対立と精神的健康の関連性の検討」
- •「精神的健康における信念対立が及ぼす影響―横断研究」
- •「信念対立と精神的健康の関連性の検討―医療者を対象に」

いずれも研究論文の中核となる概念を使い，明確かつ正確に表現しているだろう．魅力については2番目の例があるのではないかと思うが，人によっては違うと感じるかもしれない．

逆に，ダメな例としては，「信念対立と精神的健康」，「意見の不一致と心の病」などが挙げられる．前者はシンプルすぎるし，後者は中核となる概念を反映していないからだ．このように，タイトルは研究テーマを明確かつ正確に反映し，読者の興味を引くような内容にするとよい．

## 4) 電子データベースで確認する

研究論文のタイトルは，他の研究者が電子データベースで検索した際に最初に目にする部分である．このため，タイトルに使用する概念やキーワードを選定する際には，それらの言葉で電子データベースを検索し，どのような結果が表示されるかを事前に確認することが必要である．そして，あなたの研究論文のタイトルが，多数の検索結果の中に表示されたとき，他の研究者がそのリストを斜め読みする中で，あなたのタイトルがどれだけ目立つか，興味を引くかを考えてみてほしい．特に，同じテーマや内容の研究論文が多数存在する場合は，あなたの研究論文が他の研究論文と明確に区別できるタイトルになるように工夫することが求められる．

## 5) 数値や特殊記号は使わない

研究論文のタイトルにおいて，数値や特殊記号の使用は一般的に避けるべきである．その理由として，他の研究者がこれらの数値や特殊記号を用いて検索を行うことは少ないため，検索の際に研究論文が見逃されるリスクが高まることが挙げられる．さらに，数値や

特殊記号は視覚的にも読み手にとって読みにくく，内容の理解を妨げる可能性がある．このような背景から，タイトルは明瞭かつ簡潔に，数値や特殊記号以外の文字でその研究の核心を伝えるかたちにすることが推奨される．これにより，タイトルがより多くの読者にとってアクセスしやすく，理解しやすいものとなる．

### 2 キーワードの書き方のコツ

研究論文では，タイトルとともにキーワードも重要な役割を果たす．キーワードは，研究論文が扱うテーマや内容を表す単語やフレーズであり，電子データベースで研究論文を検索する際に使用される．そのため，キーワードは他の研究者が自分の研究論文に興味をもち，読んでもらえる可能性を高めるものとすべきである．では，どうすれば効果的なキーワードを選ぶことができるか．ここでは，キーワードの書き方のコツとして，以下の3点について解説する．

#### 1) 研究論文の中核となる概念を使う

まず，キーワードは研究論文の中核となる概念を使用することが基本である[1]．その際，タイトルとキーワードで同じ概念を使用する場合と，タイトルに含まれない概念をキーワードに使用する場合，両者を混在させる場合がある．これは学術誌や分野によって異なるが，学術誌によっては，タイトルとキーワードを重複させないよう明確に指示があるところがある．その場合は，必然的にタイトルに含まれない概念をキーワードに使用することになる．

一方，そうした指示がなければ，研究者自身がどちらを採用するのかを決める必要がある．研究者によっては，タイトルとキーワードは同じ概念を使用しなければならないと考えている場合があるが，これは好みの問題であり，絶対に正しいルールというわけではない．SEO対策を考慮すると，キーワードはタイトルに採用した概念と異なる概念を選択するほうが望ましい．それによって，キーワードでタイトルを補完し，他の研究者に発見してもらいやすくなるからだ．

#### 2) 他の研究者が類似の研究テーマを探すときに使用する概念を考慮する

次に，SEO対策でタイトルを補完するキーワードを使用する場合，他の研究者が先行研究を調べるときに使用する概念を検討することが重要である．同じテーマでも，表現方法や用語は研究者によって異なることがある．そのため，自分の研究テーマに関連する可能性のある概念をキーワードに入れておくことで，より多くの研究者に自分の研究論文を見つけてもらえる可能性が高まる．上記の例でいうと，「医療者の信念対立と精神的健康の関連性の検討」というタイトルの研究論文を探すような研究者は，電子データベースで検索するときに「コンフリクト」，「葛藤」，「ストレス」などの概念を使用するかもしれない．この仮定が成立するならば，これらの概念をキーワードに入れておくと，研究論文が発見される可能性を高めることができるだろう．

#### 3) 電子データベースのシソーラスを確認する

キーワードを選定する際の一つの有効な方法として，電子データベースのシソーラスの

利用が挙げられる．シソーラスとは，電子データベースに収録されている研究論文を，それぞれの文献が扱う特定のテーマに基づいて統制語（ある概念の同義語や類語を統一して1つの言葉で表したもの）で索引づけしたリストのことを指す．このシソーラスを活用することで，同じテーマを扱う研究論文がどのようなキーワードや概念を使用しているのかを検討することができる．その際，自分の研究テーマに関連するが，自分の発想にはなかったキーワードや概念に出会うこともある．たとえば，医中誌 Web で「コンフリクト」のシソーラスを調べると，「葛藤」，「異議と論争」，「家庭内葛藤」が表示される．これらをキーワードにするかどうかは別にして，これまで候補になかったキーワードを探すことができる．これは，研究論文のキーワード選定において役立つ情報となるだろう．したがって，キーワードの選定の際には，シソーラスの確認を行うことをお勧めする．

＊　　　　　　　＊

　以上の3点に注意してキーワードを決めることで，研究論文の可視性を高め，より多くの読者に読んでもらうことができるだろう．

### 3 要旨の書き方のコツ

　研究論文の要旨は，研究論文の内容を簡潔に要約したものであり，他の研究者が研究論文の概要を素早く把握するために役立つ．要旨は，タイトルとキーワードと並んで，電子データベースで研究論文を検索する際に重要な役割を果たす．要旨を適切に書くことで，研究論文の可視性を高め，より多くの読者に読んでもらうことができる．では，どのようにして要旨を書くべきなのだろうか．

　ここでは，要旨の書き方のコツとして，以下の4点について説明する．

#### 1） 構造化要旨を書く

　要旨は基本的に，構造化要旨として書くことが望ましい．構造化要旨とは，「序論」，「方法」，「結果」，「考察」などのセクションで構成されるものである．各セクションでは，その見出しに沿って研究論文の主要な内容を記述する．構造化要旨を書くと，他の研究者が研究論文の重要なポイントを効率よく特定することができる．学術誌によっては明確に構造化要旨を書くよう求めるところがあるが，そうでない場合でも，基本的に構造化要旨で書くとよい．構造化要旨ではない場合でも，段落ごとに「序論」，「方法」，「結果」，「考察」などのセクションに沿って記述する．

#### 2） 過去形で書く

　要旨は通常，過去形で書く[18]．なぜなら，これはすでに終了した研究の要点を説明するものだからだ．たとえば，「本研究の対象者は計200名だった」，「結果は，A群とB群の間で有意差を示した」などのように書くとよい．ただし，一般的な事実や普遍的な原則に言及するとき，著者の主張を展開するとき，当該研究論文で行われていることに言及するときは現在形で書く場合がある．たとえば，「本研究ではAとBの関係性を検討する」，「今後はAがBに与える長期的影響を調査する必要がある」などというように書くことが

できる.

### 3) アウトラインから作成する

　要旨を書くときは，研究論文の本文と同様にアウトラインから作成する[1]．このアウトライン作成には，構造化要旨の枠組みを参考にして，基本的な見出し「序論」，「方法」，「結果」，「考察」などを設定する．これらの見出しを基に，研究論文の本文を詳細に読み返し，各セクションから主要な情報やポイントを抽出する．要旨は，多くの読者が研究論文の全体を読む前に目を通す部分であり，その研究の価値や概要を効果的に伝える役割がある．そのため，要旨のアウトラインを作成する際には，研究の核心を的確に捉え，読者にとってわかりやすく伝えることを心がける必要がある．このプロセスの中で，本文に記載されていない新しい情報を追加することは避けるべきである．また，要旨を書く際に，本文の内容をそのままコピー＆ペーストする人がいるが，それも御法度である．要旨の初稿が完成したら，それを基に内容を整理し，読者がスムーズに理解できるように適切な修正や加筆を行うことが重要である．

### 4) アウトラインからテキストを作成する

　アウトラインが作成できれば，次にそれを基にテキストを書き上げる．その際，最終的に「結果」＞「方法」＞「考察」＞「序論」の順に情報量が多くなるように調整する[18]．繰り返しになるが，読者は要旨を読み，本文を読んだり，本文の購入の可否を判断したりする．読者がさらに詳しく知りたいと思えるように，研究論文の重要な結果と方法を的確に伝える必要がある．なお，テキスト化にあたっては，他の研究者がどのような概念を使用するかを考慮し，関連する検索語やキーワードを反映するとよい．これは，要旨でも SEO 対策を行うために必要なことである．検索エンジンは，研究論文のタイトルやキーワードだけでなく，要旨の内容も分析して，検索結果に反映する．したがって，要旨にも研究の主題や目的や方法や結果に関連するキーワードを含めることが望ましい．

### 5) 要旨で使えるフレーズ集

　要旨を作成する際には，その研究の特性や内容に合わせて，以下に示すフレーズ集を参考にして文章を構築することができる．必要に応じて，加筆修正しながら活用してほしい．

---

### 1) はじめに

・本研究の目的は［＿＿＿＿］であった．
・本研究の目的は［＿＿＿＿］を調査することであった．
・本研究は［＿＿＿＿］という課題に取り組んだ．
・本研究の主な目的は［＿＿＿＿］を明らかにすることであった．
・本研究は［＿＿＿＿］が［＿＿＿＿］に及ぼす影響を調べた．

### 2) 方法

・本研究は［＿＿＿＿］を用いた．
・参加者は［＿＿＿＿］から募集した［＿＿＿＿］であった．
・データは［＿＿＿＿］で収集した．

・データは［＿＿＿＿］によって分析された.
・主な結果の指標は［＿＿＿＿］とした.
・本研究は［＿＿＿＿］の倫理審査委員会で承認された（承認番号：［＿＿＿＿］）.
・本研究は［＿＿＿＿］の同意を得たうえで実施した.

## 3）結果
・結果は［＿＿＿＿］であった.
・［＿＿＿＿］と［＿＿＿＿］の間には［＿＿＿＿］の点で有意差があった.
・［＿＿＿＿］と［＿＿＿＿］の間には［＿＿＿＿］の相関があった.
・本研究の主な結果は［＿＿＿＿］, ［＿＿＿＿］, ［＿＿＿＿］であった.
・本研究の最も重要な結果は［＿＿＿＿］であった.
・本研究では［＿＿＿＿］, ［＿＿＿＿］, ［＿＿＿＿］といったテーマが生成された.
・本研究では［＿＿＿＿］, ［＿＿＿＿］, ［＿＿＿＿］というカテゴリが生成された.

## 4）考察
・本研究では［＿＿＿＿］が明らかになった.
・本研究は［＿＿＿＿］を示唆している.
・本研究の結果は［＿＿＿＿］であると解釈された.
・本研究の限界は［＿＿＿＿］であった.
・今後の研究の方向性は［＿＿＿＿］である.

　　ここに示したフレーズは，あくまで参考の一つとして使用するものである. ［＿＿＿＿］は任意の用語に置き換え，各研究の内容や特性に応じて適宜，加筆修正することを推奨する. 要旨の作成においては，研究のポイントを的確に伝えることが重要であるため，フレーズを適切に選び，それに基づいて文章を構築することが求められる.

## まとめ

　　本論では，研究論文のタイトル，キーワード，要旨の書き方を解説した. これらは，研究論文の要点を伝えたり，他の研究者に発見してもらいやすくする役割がある. ゆえに，SEO 対策を考慮しながら，研究論文の内容を明確かつ正確に，魅力的なものに仕上げる必要がある.

## 文 献

1）Parija SC, et al（eds）：Writing and Publishing a Scientific Research Paper. Springer, 2017
2）シルヴィア PJ（著），高橋さきの（訳）：できる研究者の論文作成メソッド―書き上げるための実践ポイント. 講談社，2016
3）Burger M：How to improve the impact of your paper：Our top tips for preparing and promoting your paper and the best ways to monitor your success. Elsevier Connect, 2014-09-14. https://www.elsevier.com/connect/authors-update/how-to-improve-the-impact-of-your-paper（2023 年 1 月 28 日参照）
4）Guidelines for Contributors to AJOT. Am J Occup Ther **74**（Suppl 3）：7413430010p1-7413430010p15, 2020.

https://research.aota.org/ajot/article/74/Supplement_3/7413430010p1/6687/Guidelines-for-Contributors-to-AJOT（2023 年 1 月 28 日参照）

5）日本作業療法士協会ホームページ：学術誌『作業療法』投稿規定・執筆要領．2022-08-01．https://www.jaot.or.jp/academic_journal/gakujutsushi_toukoukitei/（2023 年 1 月 28 日参照）

6）CONSORT　https://www.consort-statement.org/（2022 年 12 月 26 日参照）

7）O'Brien BC, et al：Standards for reporting qualitative research：a synthesis of recommendations. Acad Med　89：1245-1251, 2014. doi：10.1097/ACM.0000000000000388

8）Kyougoku M, et al：Development of the Assessment of Belief Conflict in Relationship-14（ABCR-14）. PLoS ONE　10（8）：e0129349, 2015. doi：10.137/journal.pone.0129349

9）廣瀬卓哉，他：作業中心の Evidence-based practice におけるコンピテンシーの質的解明．作業療法　41：686-693，2022

10）Nakamura-Thomas H, et al：Relationships between interest, current, and future participation in activities：Japanese Interest Checklist for the Elderly. Brit J Occup Ther　77：103-110, 2014

11）寺岡　睦，他：作業機能障害の潜在ランク数の推定―医療従事者を対象として．作業療法　36：309-319，2017

12）Noguchi T, et al：Effect of occupational therapy program to promote well-being in people with experiences of mental illness, quasi-experimental study. Occup Ther Ment Health　37：386-402, 2021

13）古桧山建吾，他：リハビリテーション専門職の信念対立に対するマインドフルネストレーニングの効果―混合研究法を用いて．作業療法　39：180-189，2020

14）Teraoka M, et al：Analysis of structural relationship among the occupational dysfunction on the psychological problem in healthcare workers：a study using structural equation modeling. Peer J　3：e1389, 2015

15）草野佑介，他：後天性脳損傷児の通常学級への適応プロセスに関する保護者の経験の質的解明―複線径路等至性アプローチを用いて．作業療法　41：41-50，2022

16）Le Couteur DG, et al：What is an aging-related disease? An epidemiological perspective. J Gerontol A Biol Sci Med Sci　77：2168-2174, 2022

17）京極　真，他：非構成的評価法の確かさに影響する条件とは何か．作業療法　25：200-210，2006

18）Gastel B, et al：How to Write and Publish a Scientific Paper. Greenwood Pub Group, 2022

## コラム4

## 生成 AI を活用した研究論文の校正・編集のコツ

　生成 AI は文章を生成するだけでなく，文章の校正・編集もできる．校正と編集は，研究論文を精査し，明快さ，一貫性，正確さなどの向上に努める作業である．ここでは，生成 AI を使って研究論文を校正・編集するコツを解説する．

▶ステップ 1：研究論文をセグメント化する

　生成 AI で校正・編集するときは，セクション，パラグラフ，見出し，小見出しごとに分ける必要がある．生成 AI は研究論文全体を一度に校正・編集することが得意ではないからだ．ゆえに，研究者はまず，研究論文をチェックし，どの単位でセグメント化するかをおおよそ決めるとよい．

▶ステップ 2：プロンプトを作成する

　次に，プロンプトを作成する．現在のところ，英語論文の場合は英語で，日本語論文の場合は日本語で作成したらよい．たとえば，プロンプトでは，言語や文法上のエラーに焦点を当てるよう指示する．また，編集する場合は，アカデミックな論調を保つように指示する．校正・編集した箇所の理由を知りたい場合は，校正・編集箇所とともに理由を説明するように指示する．最低限の校正・編集にとどめたい場合は，その旨を明確に伝える．

　書き方で悩んでいる箇所があれば，論旨の改善を指示するプロンプトを作成する．研究者が研究論文の特定の部分で自信をもてない場合，または読者にとっての明確さや説得力が不足していると感じる場合，明確な指示を設定することで，生成 AI はその部分の改善を支援

してくれる．具体的には，問題点や期待する修正内容を詳細に記述することで，生成 AI はそのニーズに合わせた編集提案を行ってくれる．ただし，生成 AI の提案はあくまで一つの選択肢であり，研究者自身が最終的な判断を下すことが不可欠である．

　以下，論旨の改善を指示するプロンプトの例である（図）．

```
#役割
提供された研究論文のパラグラフを分析し，言語や文法上のエラーを修正する．指定し
たルールを遵守する．
#ルール
文法上の誤りをすべて修正する．
スペルミスをすべて修正する．
句読点の誤りを修正する．
不必要な繰り返しや冗長な表現を削除し，簡潔にする．
文体やトーンが一貫しているか確認し，必要に応じて修正する．
修正箇所は太字にし，修正した理由を明記する．
#提供されたパラグラフ
［ここにパラグラフを貼り付ける］
```

図　プロンプトの例

　このように，プロンプトは生成 AI が指示を理解できるように，役割やルールを明示するなどし，具体的で文脈を把握しやすい内容にする．それにより，研究者が望む結果を得られやくなる．

▶ステップ 3：生成 AI に校正・編集を行わせる

　プロンプトを作成したら，生成 AI にプロンプトと一緒に研究論文の一部を与えて，校正・編集を実施させる．生成 AI は，与えられたプロンプトに基づいて文の構造や文法，用語の使用などを分析し，潜在的な誤りや不明瞭な部分を特定する．特に，複雑な専門用語や文献の引用の整合性など，手作業での校正が困難な部分でも，生成 AI は迅速かつ効果的に反応することができる．このステップは通常，数秒で完了する．

▶ステップ 4：校正・編集の内容を確認し，研究論文本文に反映させる

　校正・編集が完了したら，研究者はその内容を確認する必要がある．生成 AI の提案は技術的に高度であっても，時折，文脈や知識，洞察から逸脱することがあるためだ．また，特に生成 AI に論旨の改善を指示した箇所は，研究論文全体に首尾一貫する内容が提案されているかどうかも確認する必要がある．この作業を通じて，研究者は生成 AI の提案を取り入れたり，修正したり，破棄したり，あるいは自分自身で再び編集・校正を行うかの判断を下す．研究者は，生成 AI が提供した修正のすべてを無批判に受け入れるのではなく，自らの責任において慎重に内容を検討することが不可欠である．

▶ステップ 5：研究者自身が研究論文全体の校正・編集を行う

　生成 AI による校正・編集が終わったら，研究者は改めて研究論文全体のチェックする必要がある．生成 AI による校正・編集はセグメント化された箇所に行われるため，研究論文全体で見たときにズレがないかどうかを，研究者自身が最終チェックしなければならない．研究者は，文章の流れや論理性，参照されている文献の正確性，そして表現の適切性など，多岐にわたる要素を確認すべきである．生成 AI の編集・校正が研究内容やその意味を歪めていないか，また新たなミスが生じていないかを特に注意深く確認する必要がある．研究論文は学問の成果を公表する手段であるため，その質や内容に関する最終的な責任は研究者にある．

謝辞，タイトルページ，
カバーレターの書き方のコツ

## はじめに

　本論では，研究論文の本文を書き終えた後に準備する，謝辞，タイトルページ，カバーレターの書き方のコツを解説する．謝辞は，研究論文の最後に，あなたの研究を支援してくれた方々にお礼を述べるところである．タイトルページは，研究論文とその著者に関する情報を含む．カバーレターは研究論文の本文と一緒に提出するものであり，編集者とのコミュニケーションの手段となるものである．これらは，研究論文の投稿時に必要になるため，事前に用意しておく必要がある．

## 事前準備

　研究論文本文と同様に，謝辞，タイトルページ，カバーレターを書くにあたっては，必ず投稿する予定の学術誌の投稿規定を確認する必要がある．この確認作業は，学術誌の要求を的確に満たすため，そして，不要な情報を省くためのガイドラインとなる．たとえば，カバーレターを不要とする学術誌も存在するため，無駄な労力を避けるためにも，事前の確認は欠かせない．このような事前準備を行うことで，研究論文の質を高めるだけでなく，投稿プロセスもスムーズに進めることができる．

## 謝辞の書き方のコツ

　謝辞では，著者の資格を満たさないが，研究遂行や論文執筆に専門的な支援を行った個人に謝意を表す．改めて確認するが，著者の資格の有無は，医学雑誌編集者国際委員会（ICMJE）によると，「1. 論文の構想，デザイン，データの収集，分析と解釈において相応の貢献をした．2. 論文作成または重要な知的内容に関わる批判的校閲に関与した．3. 発表原稿の最終承認をした．4. 論文のいかなる部分においても，正確性あるいは公正性に関する疑問が適切に調査され，解決されることを保証する点において，論文の全側面について責任があることに同意した」[1]をすべて満たすかどうかで判断する．

　謝辞には，この資格を満たさない者が含まれる．たとえば，データ収集のサポートをした協力者，研究論文の草稿にフィードバックを提供した研究者仲間，専門的な助言をくれた専門家，図表の作成をサポートしたリサーチアシスタント，研究活動のサポートをしたリサーチコーチ，参考文献の紹介をしてくれた同僚，そして研究の対象として協力してく

表 1　謝辞の穴埋め式テンプレート例

> **謝辞**
> 　本研究にご協力いただいたすべての方々に深く感謝いたします．特に［個人名］にはプロジェクトを通して貴重な示唆を与えていただきました．ここに感謝の意を表します．また，快く研究に協力してくれた［参加者］に感謝します．最後に，この研究に必要な資金を提供してくださった［資金提供機関/部局/機関］の支援に感謝いたします．

※［　］内に任意の情報を記載する．それ以外の文章は適宜，加筆修正する

れた人々などが考えられる．謝辞で具体的な名前を挙げる場合は，その人からの許可を事前に取得することが必要である．謝辞を書く際のポイントは，単に名前を挙げるだけでなく，その人が具体的にどの部分で貢献したのかを明確にすることである．たとえば，「作業花子先生に感謝します」という表現よりも，「データ分析に関する貴重な助言をくださった作業花子先生に心からの感謝を述べます」というように具体的に書くことが推奨される．謝辞は，研究の成功に貢献したすべての人々への敬意と感謝の気持ちを表現する重要なセクションであるため，その書き方には十分な注意を払う必要がある．

　また，謝辞では研究に貢献した組織（資金援助団体，校正業者，研究組織など）に謝意を表す．これには，資金援助を提供した団体，研究の品質を向上させるためのサービスを提供した校正業者，研究活動の場を提供した研究組織などが考えられる．具体的には，たとえば「作業療法ジャーナル研究助成」からの資金援助を受けた場合，謝辞で「本研究は作業療法ジャーナル研究助成のご支援のもと実施されました．深く感謝申し上げます」と言及することが重要である．また，英語の校正を外部の校正業者に依頼した場合は，「本論文の英語校正は，校正会社 ABC の専門家によって行われました」と具体的にその貢献を明記する．このように，研究活動に関わるすべての組織や団体への感謝の意を正確かつ具体的に表現することで，研究の信頼性と透明性を高めることができる．

　研究論文における謝辞の位置や形式は，学術誌の規定によって異なる．一般的に，謝辞は研究論文の文献リストの前に配置されることが多い．しかし，学術誌によっては，謝辞を別の指定されたファイルに記載する形式をとっていることもある．このため，研究論文を投稿する前に，対象となる学術誌の投稿規定を詳細に確認し，その指示に従って謝辞を記述する必要がある．また，謝辞の長さや形式に関しても注意が必要である．多くの場合，謝辞は 1 パラグラフでまとめられるが，感謝の対象となる個人や組織の数が多い，または内容が複雑な場合は，2 パラグラフ以上に分けて記述することも考慮するとよいだろう．

　なお，謝辞の穴埋め式テンプレートを表 1 に例示した．これは，穴埋め式テンプレートになっているため，自身の研究論文の謝辞を記載する際に活用するとよい．

## ■ タイトルページの書き方のコツ

　タイトルページは，研究論文の最初のページである．ここに，どのような内容を記載す

<table>
<tr><th>【著者が 1 人の場合】</th><th>【著者が複数いる場合】</th></tr>
</table>

【著者が 1 人の場合】

表題：［タイトルを記載する］

著者：［著者名を記載する］

所属：［所属名を記載する］

連絡先：［Email アドレスを記載する］

【著者が複数いる場合】

表題：［タイトルを記載する］

著者：［第 1 著者名を記載する］[1]，［第 2 著者名を記載する］[2]，［第 3 著者名を記載する］[3]，［第 4 著者名を記載する］[4]

所属と住所：
1）［第 1 著者の所属名を記載する］
2）［第 2 著者の所属名を記載する］
3）［第 3 著者の所属名を記載する］
4）［第 4 著者の所属名を記載する］

責任著者：［第 4 著者名を記載する］，連絡先：［第 4 著者の Email アドレスを記載する］

[　] 内に任意の情報を記載する．それ以外の文章は適宜，加筆修正する．なお，記載すべき情報は学術誌によって変わるため，実際に作成するときは投稿予定の学術誌の投稿規定を確認する必要がある

**図 1　タイトルページのテンプレート例**

るのかは学術誌によって変わるが，一般的には，タイトル，著者，連絡先，責任著者（corresponding author）などを記載することが多い．タイトルの書き方については**第 9 章**で解説しているため，ここでは著者，連絡先，責任著者の書き方を説明する．なお，図 1 にタイトルページの穴埋め式テンプレートを示した．タイトルページを作成する際に使用にするとよい．

## 1 著者の書き方のコツ

研究論文の著者とは，その研究に対して実質的な貢献をした者であり，研究の内容や結果に対して全責任をもつ者を指す．ICMJE の基準に従い，著者として認められるためには，特定の基準をすべて満たす必要がある[1]．研究活動が個人で行われた場合，著者はその研究者自身となる．しかし，その場合でも他者からの支援や助言を受けたならば，その支援者や助言者に対しての感謝の意を謝辞として明記することが求められる．また，共同での研究活動の際には，すべての参加者が著者の基準を満たすことが必要であり，基準を満たさない者は著者としての資格を得ることができない．そのような場合，その者への感謝の意は謝辞にて表現する．共同研究の場合，各参加者の役割や貢献度を明確にすることが重要となる．いずれの場合でも，研究論文の内容に全責任をもてる人が著者となるべきである．

また，共同研究の場合，著者名を記載する順を決める必要がある．一般的に，著者順は

研究に対する貢献度によって決める．第1著者は，研究に対して最も貢献した者であり，研究計画の立案，研究遂行，論文執筆において中心的役割を果たしたものとする．第2著者以降の順序も，それぞれの貢献度に基づいて決定される．この著者の順序を決定する際には，すべての共著者とのコンセンサスが必要であり，その順序に納得がいくかどうかを確認し，全員の同意を得ることが求められる．最終著者については，研究指導を担当した者の名前を記載することがある．

なお，共同研究を行った場合は，共著者の名前の正確性を確認する必要がある．たとえば「さいとう」は，「齋藤」，「斎藤」，「齊藤」，「斉藤」，「濟藤」，「齋籐」など，さまざまな書き方がある．さらに，国際的な学術誌に投稿する際には，著者名のローマ字表記が求められることが一般的であるが，このローマ字表記も個人によって異なることがある．例として「さいとう」は「Saito」，「Saitoh」，「Saitou」などの表記がある．このような背景から，共著者の名前の正確性を確保するためには，直接本人に名前の漢字表記やローマ字表記を確認することが最も確実である．それにより，名前の誤りを防ぐことができる．

## 2 連絡先の書き方のコツ

連絡先は，著者の所属，メールアドレスなどの情報が含まれる．これは，学術誌の編集者や査読者が著者とのコミュニケーションをとるための手段として使用される．連絡先には，著者の所属，メールアドレス，電話番号，FAX番号などの詳細な情報が含まれる．国内の学術誌の場合，所属名に関しては，日本語と英語の両方での表記が求められることが多い．このため，自身の所属する機関や組織の正式名称，特に英語名を事前に確認しておくことが重要である．共著者がいる場合，所属情報も同様に正確に記載する必要がある．メールアドレスについては，職場や学術機関から提供される公式のメールアドレスを使用することが推奨される．しかし，それがない場合は，Gmail や Yahoo! Mail などのフリーメールアドレスを使用する．どのメールアドレスを使用するかは，投稿する学術誌のガイドラインに従うことが望ましい．また，著者の中でも特に第1著者や責任著者に関する情報は，より詳細に提供することが求められることがある．これらの情報は，研究の信頼性や透明性を保つために不可欠である．したがって，研究論文を投稿する前に，すべての連絡先情報が正確であることを確認し，必要に応じて更新することが重要である．

## 3 責任著者の書き方のコツ

責任著者は，共著者の中で研究の全体に対する責任をもつ重要な役割を果たす者である．具体的には，研究論文の投稿手続きから査読の対応，さらには出版後の各種問い合わせに対する返答などがある．このため，責任著者は，投稿から出版後に至る一連のプロセスを通してマネジメントできる者が担当する．ゆえに，一般的に，責任著者は第1著者，あるいは指導教員などの研究責任者がなることが多い．ただし，一部の学術誌では複数の責任著者を設定することが許されることもある．このような場合，第1著者と研究責任者が共同で責任著者としての役割を分担することが考えられる．

なお, 研究論文における第1著者と責任著者は, それぞれ異なる役割と責任をもつ. 具体的には, 第1著者は研究の内容に対する主要な貢献をした者として位置づけられる. これは, 研究のアイデアの提案, 実験の実施, データの分析, 論文の執筆など, 研究の全過程において中心的な役割を果たした者が選ばれる. 一方, 責任著者は研究論文の投稿から出版後のフォローアップまでの一連のプロセスをマネジメントする役割をもつ. これには, 学術誌とのコミュニケーション, 査読の対応, 出版後の問い合わせへの返答などが含まれる. したがって, 第1著者がこれらのマネジメント能力をもっている場合, 同一人物が両方の役割を担うことが可能である. しかし, 第1著者が研究全体の責任をもつことが難しい場合, 指導教員などの研究責任者が責任著者として選ばれることも考えられる.

## カバーレターの書き方のコツ

カバーレターは, 研究論文の投稿時に編集者への第一印象を形成する文書である. その主要な目的は, 提出された研究論文が学術誌の目的や範囲に合致していることを明確に伝えることである[2]. 編集者は, 学術誌の読者にとって価値があり, 興味を引きつける研究論文を求めている. このため, カバーレターは研究の重要性や新規性を強調し, 研究論文が学術誌の基準や方針に適合していることを示す内容にする必要がある. また, 各学術誌の特性や読者層に合わせてカバーレターをカスタマイズすることで, 編集者の関心を引きつける可能性が高まる. カバーレターの穴埋め式テンプレートを図2に示した.

この例からわかるように, まずは投稿した年月日, 学術誌名, 編集長氏名を記載する. 最初のパラグラフでは, タイトル, 雑誌名, 論文種別を明記し, 研究論文が学術誌の範囲や目的に適し, 読者の興味を引くことを明確に伝える. 次のパラグラフでは, 研究論文の主旨を簡潔明瞭に説明し, その意義を明確に示す. 最後のパラグラフでは, 研究倫理, 利益相反などの懸念がないことを明らかにする. 締めくくりに, 研究論文に責任をもつ著者を開示する. カバーレターは簡潔に, 1ページ以内でまとめることが推奨される.

また, カバーレターで研究論文の候補となる査読者, あるいは候補から外したい査読者を提案することがある[3]. 候補となる査読者は, 著者との間で利害関係がなく, 研究論文で扱う研究テーマや手法などに精通しているべきである. 他方, 候補から外したい査読者は, 明らかな利害関係があったり, 深刻な信念対立関係に陥っていたりする場合に提案する. 学術誌によっては, 学術誌側から候補となる査読者, あるいは候補から外したい査読者を提案するよう求めるところもある. このような提案がどれほど採用されるかは不明だが, 編集者にとっての参考情報として考慮される場合がある.

## まとめ

本章では, 研究論文を投稿する際の謝辞, タイトルページ, カバーレターの書き方について解説した. これらの文書は, 研究論文の受理に影響するため, 正確に執筆することが

```
                                    [  ]年[  ]月[  ]日

[学術誌名]
[編集長氏名] 先生

前略
  [私/私たち] は「[タイトル]」を [学術誌名] に [論文種別] として
投稿いたします.この原稿は貴誌の目的と範囲に関連し,読者の興味を
引くと確信しております.
  本研究は,[研究テーマ] に関するリサーチギャップを解決し,この
分野の発展に貢献するために実施いたしました.その結果,主に [発見
事項] といったことが明らかになりました.この発見は,[研究分野] の
理解の深化に貢献し,[関連分野] に示唆を与えるものです.
  この研究論文は他の学術誌で発表しておらず,他の学術誌に投稿中で
もありません.また,申告すべき利益相反もありません.著者全員が貴
誌への投稿に同意しております.
  よろしくお願いいたします.
                                                        草々

                              [第1著者または責任著者の氏名]
                                              [所属名]
                                          [Email アドレス]
```

※[  ]内に任意の情報を記載する.それ以外の文章は適宜,加筆修正する.な
　お,記載すべき情報は学術誌によって変わるため,実際に作成するときは投稿
　予定の学術誌の投稿規定を確認する必要がある

**図2　カバーレターの穴埋め式テンプレート**

求められる.そのため,まずは投稿を検討している学術誌の投稿規定を確認し,その指示
に従って情報を整理することが基本となる.さらに,執筆の際のハードルを下げるため,
本章では具体的なテンプレートも提供している.これを参考にして,研究内容や独自の情
報を追加・修正することで,効率的に文書を作成することができる.

**文 献**
1) 日本医学雑誌編集者会議（編）：医学雑誌編集ガイドライン2022.日本医学会,2022.https://jams.med.or.jp/guideline/jamje_2022.pdf（2023年3月1日参照）
2) Parija SC, et al（eds）：Writing and Publishing a Scientific Research Paper. Springer, 2017
3) Gastel B, et al：How to Write and Publish a Scientific Paper（9th ed）. Greenwood, 2022

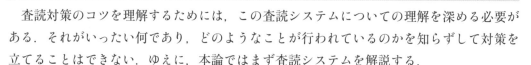

# 11 査読対策のコツ

## はじめに

　査読（peer review）とは，研究論文の質と信頼性を維持するために，学術界で採用されている体系的な評価プロセスである．査読を行う者は査読者（reviewer）といい，通常はその研究分野の専門的知識をもつ専門家が担当する．研究論文を公表するためには，査読者から「掲載可」の判定をもらう必要があるため，著者は査読対策のコツを理解しておく必要がある．

　たとえば，あなたが作業的公正に関する研究論文を書いて学術誌に投稿したとしよう．学術誌の編集者は，あなたが投稿した研究論文を査読者に依頼するだろう．このテーマの場合，査読者は作業科学の専門家であり，あなたの研究論文が適切な方法で行われたかどうか，重要な発見があったかどうか，他の研究と比べてどれだけ新規性があるかどうかなどをチェックする．そして，査読者はあなたの研究論文に対して判定を下す．

　あなたの目標は，査読者から「掲載可」の判定をもらうことである．しかし，それは簡単なことではない．たとえば，私が専門の一つとする作業療法界のトップジャーナルであるAJOTでは，2022年に投稿された研究論文のうち，査読に通ったのは24.3％であった[1]．実際のところ，採択率は学術誌によって異なるが，査読に通るためには，高い水準の研究内容だけでなく，査読者に納得させるような研究論文の書き方が必要である．

## 査読について理解しよう！

　査読対策のコツを理解するためには，この査読システムについての理解を深める必要がある．それがいったい何であり，どのようなことが行われているのかを知らずして対策を立てることはできない．ゆえに，本論ではまず査読システムを解説する．

### 1 査読とは何か？

　査読とは，著者が研究論文を公表する前に，特定の研究分野の専門家が研究論文の質を評価するプロセスである．これは，査読付きの学術誌に投稿された研究論文に適用される．学術誌とは，特定の分野やテーマに関する研究成果を発表するための刊行物である．学術誌は，その分野の最新の学術的知見を情報発信する重要なメディアであり，研究者のキャリアや評価にも影響を与える．査読は，著者が学術誌で情報発信するための登竜門である．

　査読の主な目的は，研究論文が高い水準の質を維持しており，既存の知識体系に有意義

な貢献ができる可能性を担保することである．その中核となるのは，学術誌に投稿された研究論文に対して，査読者が建設的に精査するところにある．査読者は，研究論文の重要性，新規性，方法論，結果や考察の明確さ，学問分野への全体的な貢献度などを評価し，著者に対して建設的なフィードバックや改善案を提供する．これは，著者が研究論文の質を高める助けとなる．

　査読は，研究者同士で建設的に相互批判するメカニズムとして機能することで，科学の進歩や社会的信頼の維持・向上に役立つ．科学は常に新しい発見や理論が生まれるものであり，それらが正しいかどうかを検証することが必要である．査読は，その検証のための仕組みとして機能する．また，査読は，研究者が研究成果を公表する際に，その分野の専門家からの評価を受けることで，知識，技術，倫理観を高める機会となる．

　ただし，査読には限界もある．査読者には個人的な好みや先入観があり，それが評価に影響することがある．査読には時間がかかり，何度も査読と修正を繰り返すことで，新しい知見の普及を遅らせてしまう可能性がある．また，査読者は一般に匿名であるため，査読プロセスにおける説明責任と透明性の欠如につながることがある．さらに，査読では捏造や改ざんなどの研究不正を見抜くことは困難である．最後に，学術誌に投稿される研究論文の量が増えれば，査読者に負担がかかって査読の質が損なわれる可能性がある．このように，現在の査読にはさまざまな限界があるが，今後，生成 AI がさらに発展すれば人間の代わりに査読を行えるようになり，大部分の問題が解決されることになるだろう．

## 2 査読プロセス

　査読プロセスは，研究論文の質を確保するための重要なステップであり，その過程は通常，いくつかの段階から成り立っている．このプロセスは，研究者にとっては非常に厳格で時間がかかるものとなることが多い．具体的には，査読の各段階をクリアするのに数週から数カ月，場合によっては 1 年以上の時間が必要となることもある．そして，この長い時間をかけても，最終的には不採用の判定を受ける可能性がある．不採用となった場合，研究者は他の学術誌に再投稿することを検討することになるが，新たな学術誌での採択が保証されるわけではない．このような状況を考慮すると，査読プロセスは研究者にとって大なり小なり困難さが伴う挑戦となることが理解できる．しかし，このプロセスを乗り越えることで，研究の質が向上し，学術界での信頼性が確保される．したがって，査読プロセスの重要性とその困難さを理解し，適切な対応をすることが求められる．

　では具体的に，どのような手続きが行われているのか？ 以下では，一般的な査読プロセスを説明する．

### 1）研究論文の投稿

　査読プロセスは，著者が研究論文を学術誌に投稿するところから始まる．研究者は，自らの研究テーマや内容に合った学術誌を選定し，その学術誌が定める投稿規定や報告ガイドラインに従って研究論文を作成する．投稿規定は，学術誌ごとに独自のルールや要件をもっており，研究者はこれを遵守することが求められる．投稿規定を満たさない研究論文

は，査読の段階に進む前に却下されるリスクがあるため，細心の注意が必要である．

　研究論文を作成したら，学術誌で定められた所定の手続きに沿って投稿作業を進める．最近の学術誌は，Web サイトからの投稿システムを採用しているところが多い．その場合，著者は Web サイトの投稿システムにアクセスし，必要な情報を入力して研究論文をアップロードする．また，そこで次に述べる査読者の候補を推薦したり，査読者として望まない人物を指名したりすることもできる．投稿システムに研究論文をアップロードしたら，投稿完了のメールが届く．これで，査読プロセスの第一段階が終了する．

## 2) 査読者の選定

　次に，編集者が，研究論文が学術誌の目的や範囲と関連性があるかどうか，投稿規定を満たしているかどうかを確認する．編集者から学術誌に適した研究論文であると判断された場合，研究論文は次の査読プロセスに進むことができる．しかし，基準を満たしていないと判断された場合，著者には「受付不可（却下）」の通知が送られる．特に，高い評価を受けている学術誌や投稿数が多い学術誌では，編集者の選考基準は厳しくなる．そのため，これらの学術誌に投稿する際は，却下される確率が高くなる．

　編集者が学術誌に適した研究論文であると判断した場合，次に査読者を選定する．査読者は，通常 2〜3 人程度が選ばれる．査読者の選定方法は学術誌によって異なるが，一般的な方法は以下のようなものである．

### (1) 編集委員会

　学術誌の編集委員会は，その研究分野の専門家で組織されている．編集者は，この編集委員会の中から，研究論文の内容やテーマに適した査読者を選出できる．選出された編集委員会のメンバーは，研究論文の査読を自ら行うこともあれば，他の適切な専門家を推薦することもある．

### (2) データベースや検索エンジン

　編集者は，研究論文の主題，方法論，キーワードなどに基づいて，データベースや検索エンジンを使って査読者候補を探すことができる．データベースや検索エンジンは，研究者の研究業績や研究分野を検索することができるものであり，たとえば，Web of Science や Google Scholar などがある．

### (3) 著者の推薦

　編集者は査読者の選定にあたって，投稿時に著者が候補に挙げた査読者リストを参考にすることもできる．著者は，自らの研究に詳しい専門家を推薦することができる．また，著者は，自分と利害関係や競合関係のある人物を査読者として望まないことを申し出ることもできる．しかし，著者が推薦した査読者が必ずしも選ばれるわけではない．編集者は公正な査読を保証するために，著者の推薦を参考にしつつ，最終的な査読者の選定を行う．

## 3) 査読の依頼

　査読者候補が決まったら，編集者は査読候補者に査読の依頼メールを送付する．それには，研究論文に関する簡単な情報，査読期間，査読者が論文を評価する際に考慮すべきガイドラインなどが記載されている．査読期間は学術誌によって異なっており，私の体験で

は短くて1週間，長くて1カ月であった．私の査読者としての経験上，査読期間が短い学術誌の査読は，時間的な制約があるために研究論文の本質的な問題に焦点を当てる場合が多かった．逆に，査読期間が長い場合は，本質的問題以外にもコメントを書くことがあったが，その良し悪しは著者の判断に委ねる他ない．

　編集者は依頼メールへの諾否により査読者を決定する．通常，この過程は数日で完了するが，時に候補者から断られることが続き，著者が数カ月待たされることがある．なお，研究論文に対する評価のバイアスを最小限に抑えるために，著者と査読者の間には匿名性が保たれることが多い．

## 4) 査読の実施

　査読依頼を許諾した査読者は，研究論文の質をさまざまな基準で評価する．以下では，査読者が研究論文を評価する際に重視するポイントをいくつか紹介する．以下の(1)～(4)はIMRaDに対応している．

### (1)「序論」の査読

　査読者は研究論文の「序論」を読み，研究論文が学術誌の目的や範囲に関連しているか（関連性），当該分野にとって研究課題が重要であり（重要性），リサーチギャップに対処しているか（新規性）を評価する．また，査読者は研究論文の「序論」が，研究課題に関連する既存の先行研究や理論的背景のうえに構築されているか，研究に一貫した文脈を提供しているかを確認する．さらに目的や仮説，疑問が明確に示されているか，一連の議論から論理的に導出されているかを審査する．このように，査読者は「序論」セクションを通じて，研究の重要性，新規性，目的の妥当性を評価する．

### (2)「方法」の査読

　査読者は研究論文の「方法」を読み，目的や仮説，疑問に対して，研究デザイン，サンプル，データ収集，データ分析などが適しているかを評価する．つまり，研究方法の適切性，厳密性，妥当性を評価し，研究課題に取り組むのに適したやり方なのか，潜在的な限界やバイアスに対処しているかを精査する．また，査読者は，研究が倫理的に実施され，インフォームド・コンセントやプライバシー保護，利益相反などに関する倫理的懸念が適切に対処されているかを確認する．このように，査読者は「方法」セクションを通じて，研究方法の信頼性や妥当性を評価する．

### (3)「結果」の査読

　査読者は研究論文の「結果」を読み，その内容について検討する．具体的には，査読者は「方法」に基づいて得られた結果が適切に提示されているか，また，その結果の表現が図や表を含めて正確かつ明確に示されているかを評価する．特に，結果の解釈や推測を避け，客観的，あるいは信憑性のあるデータを提示しているかを確認する．さらに，結果の表現においては，誤解を招かないような明瞭な言葉や図表の使用が重要となる．このように，査読者は「結果」セクションを通じて，研究の成果が適切に報告されているかを評価する．

**11**

### (4) 「考察」の査読

　査読者は研究論文の「考察」を読み，研究の目的や仮説，疑問に基づく新しい発見や知見が明確に論じられているかを検討する．また，著者が自らの研究結果を既存の先行研究と比較し，その中での自らの研究の位置づけや貢献を明確にしているかを確認する．考察が結果に基づいて適切に行われているか，過大評価や過小評価，論理的な飛躍がないかも重要な評価ポイントとなる．さらに，その研究が当該分野にどのような新しい貢献や影響をもたらすかを明確に述べていることを求める．このように，査読者は「考察」セクションを通じて，研究で得られた結果の意味，価値，限界などが論理的に議論されているかを評価する．

### (5) 「全体」の査読

　査読者は，研究論文全体の質を評価するために，いくつかの要素に注目する．まず，タイトルやキーワードが研究の内容や目的を正確に反映しているかを確認する．要旨が研究の主要な内容や結果を簡潔かつ明確に要約しているかも評価ポイントとなる．さらに，査読者は研究論文が投稿規定やガイドラインを適切に遵守しているか，先行研究が正確に引用されているかを確認する．研究論文の構成や論理性も評価の対象となり，IMRaD のフォーマットが適切に採用されているか，各セクションが論理的に整理されているかを検討する．最後に，文章の明瞭性，読みやすさ，文法や句読点の正確性などの基本的なライティング・スキルも評価の対象となる．これらの要素を総合的に評価することで，査読者は研究論文の全体的な質を判断する．

## 5) 決定

　査読者は，研究論文の評価を終えた後，その結果を基に具体的なフィードバックや改善提案をコメントとして提供する．このコメントの主な目的は，著者に対して研究の質を向上させるための具体的なアドバイスや指摘を行うことである．査読者は，研究論文の内容や構成に応じて，各セクションや特定の箇所に対して詳細なコメントを記述することが推奨される．これにより，著者は査読者の意見や提案を具体的な文脈で理解し，研究論文の改善に役立てることができる．

　また，査読者は研究論文の評価を行った後，その内容と質，そして学術誌の基準に基づいて，いくつかの判断カテゴリから1つを選択する．これには「掲載可」，「修正後掲載可」，「修正後再査読」，「不採択」などが含まれる．査読者間での意見が大きく異なる場合，たとえば1人の査読者が「修正後掲載可」と判断し，もう1人が「不採択」と判断した場合，編集者は第三の査読者を追加して意見を求めることがある．最終的に，編集者は受け取ったすべての査読結果を総合的に検討し，研究論文の掲載に関する最終的な判断を下す．そして，その結果を著者に通知する．

　著者に通知される査読結果の判断の意味は，次のようなものである．

### (1) 掲載可

　査読者から大きな問題点が指摘されず，そのまま掲載可能であると判断された場合である．

表1　編集者からのコメント

この度は，○○ジャーナルへの投稿をありがとうございます．
　番号○○—○○『AとBの関連性の検討～横断研究』の査読結果は「修正後再査読」という判定となりました．
　本論は，非常に興味深い研究テーマのもとで，丁寧にデータを収集・分析されていますが，全体的な修正が必要であると考えられます．査読コメントをよく読み，対応してください．
　引き続きよろしくお願いいたします．

### （2）修正後掲載可

　査読者から指摘された小さな問題点や要改善点に対応すれば掲載可能であると判断された場合である．

### （3）修正後再査読

　査読者から問題点や要改善点が指摘され，修正して再び査読を受ける必要があると判断された場合である．小幅な修正で済む場合，大幅な修正が必要な場合，データ収集からやり直す必要がある場合などがある．

### （4）掲載不可

　査読者から重大な問題点が指摘され，修正しても掲載不可能であると判断された場合である．

## 6）査読コメントの例

　以上のような査読プロセスを経て，研究者は編集者からのコメントと，査読者からの査読コメントを受け取ることができる．初めて研究論文を執筆する読者にとって，これらのコメントの内容や形式を具体的にイメージするのは難しいかもしれない．そこで，本章では，査読プロセスに対する理解を深められるように，編集者のコメントと，査読者による査読コメントの具体例を示す．

　表1には，編集者からのコメントを例示した．また，表2には，査読コメントの具体例を示した．これらはあくまで架空のものであり，実際の研究論文の査読結果を具体的に示すものではない．また，実際の査読コメントは，2名あるいは3名の査読者がそれぞれに独立に書いた内容が返答される．初学者はこの例を参考にしつつも，実際の査読コメントは研究の内容や学術誌の特性に応じて異なる可能性があることを理解しておく必要がある．

## 7）出版

　上記の手続きを経て，無事に採択されたら，学術誌の投稿規定に沿うように最終編集とフォーマット化を行う．その後，研究論文は学術誌に掲載され，その分野の知識体系の発展に貢献する．なお，出版前に行うことは，第12章で解説する．

## ┃ 査読対策のコツ

以上を踏まえて，査読対策のコツをいくつか解説する．

査読対策のコツ

**11**

表2 査読コメントの例

**査読結果：修正後再査読**

**1. 総評**

　本論は，○○を対象にAとBの関係について検討したものであり，非常に興味深い知見を明らかにしている可能性があります．ただし，いくつかの点で大幅な修正が必要であると考えられることから，査読結果は修正後再査読とさせていただきました．これらの点を修正したうえで，再度提出してください．

**2. 大幅修正**

1）P1, L5-7

　Aの定義や背景についての説明が不足しています．初めてこのテーマに触れる読者にもわかりやすいよう，より詳しい背景説明を加えてください．

2）P1, L15-23

　引用している先行研究が偏っています．このテーマでリサーチギャップを明確に特定するためには，○○や□□が発表している先行研究についても言及する必要があります．序論で検討する先行研究を再検討し，必要な議論を追加してください．

3）P2, L17-19

　目的は示されていますが，仮説が明示されていません．そのため，方法と結果と考察が曖昧になっています．「仮説1：……」「仮説2：……」などのように，検証した仮説を明示し，方法，結果，考察で対応させてください．

4）P3, L20-22

　使用された方法論に関する説明が簡潔すぎます．具体的な手順や使用した道具，条件などの詳細を追加してください．

5）P4, L10-13

　Bの結果の一部が示されていません．これが意図的なものである場合，その理由を明記するか，関連するデータを追加してください．

6）P7, L3-10

　考察の冒頭では，何が新しい発見だったのかを明確に主張してください．現状，最初から対象者の特性について論じているため，本研究の重要性や新規性が何だったのかがわかりにくくなっています．

**3. 微修正**

1）P2, L8

　文中の「とともに」が重複しています．修正してください．

2）P4, L3

　引用文献の番号が正しくないようです．適切なものに訂正してください．

3）P6, L15-17

　表1と表2のラベルが逆になっているようです．適切な順番に修正してください．

4）P8, 最終パラグラフ

　結論部分の表現が少々曖昧です．具体的な結果を基にした結論を強調してください．

5）P9, 文献リストすべて

　一部の文献が，本誌の投稿規定に定められた書き方と異なっています．全体をよく見直し，投稿規定に合わせてください．

　査読コメントは以上です．再投稿をお待ちしております．

## 1 査読結果を確認する

　まずは，編集者から送られてくる査読結果（採択，修正後採択，修正後再査読，不採択）を確認することが大切である．最初の投稿で採択という結果が返ってくることは，一般的に極めて稀である．私自身20年以上の研究歴の中で数えるほどしか体験したことがない．初回投稿の結果は一般に修正後再査読であることが多く，ごく稀に修正後掲載可をいただける．もちろん，不採択になることはまったくめずらしくないため，その場合は別の学術

誌に再投稿しよう．特に，投稿数が多い，レベルが高い学術誌ほど不採択になる確率が高い．なお，何度も不採択になるうちに，残念ながらお蔵入りする場合もある．

　次に，編集者からの総括コメントを注意深く読むことが重要である．ここには，研究論文の修正に関わる方向性を示すような内容が記載されていることがある．たとえば，「この研究論文は興味深い内容であるが，データ分析や考察に不備があるため，再査読前に大幅な修正が必要である」というようなコメントである．この場合，査読者がデータ分析や考察を中心に問題点を指摘しているだろうということがわかる．また，不採択の場合でも，次の学術誌に投稿する際のヒントになるようなコメントが書かれている場合がある．たとえば，「この研究論文は本学術誌の目的や範囲と合致しないため不採択とするが，他の学術誌では受理される可能性がある」などのコメントである．この場合，自分の研究テーマや方法論が適合する学術誌を探す必要があることがわかる．

### 2 査読者からのコメントを読解する

　次に，査読者のコメントを徹底的に，客観的に読み解くことが重要である．不採択の場合でも，査読者からのコメントがあれば必ず深く読み込もう．時に厳しい指摘がなされていることがあるが，狼狽する必要はない．査読者の目的は研究論文の改善であり，著者のそれと一致している．したがって，著者はオープンマインドと向上心をもってコメントと向き合おう．

　よくある失敗は，査読者のコメントの「誤読」である．査読者の真意を間違って解釈し，求められていない対応を行ってしまうことがある．日本人の1/3は簡単な日本語が読めない[2]．英語になれば，なおさらその傾向は強くなる．私の経験上，博士号を取得した研究者でもやりがちな失敗であるため，「自分は大丈夫」と過信することなく，査読者のコメントを丁寧に読み解こう．

　もし，査読者のフィードバックや改善案に圧倒されたり，感情的になったりするようであれば，気持ちを整理するための時間を設けよう．冷静さを欠いていては，査読者のコメントに適切に対応することはできないからだ．時間を味方につけることで，平常心で，より建設的な姿勢で査読者のコメントを確認することができるだろう．ただし，再投稿には一定の期限があるため，それを踏まえたうえでクールダウンする時間を設ける必要がある．

### 3 査読者のコメントに対応する

　査読者のコメントを読解したら，それに対応するための計画を立てる．つまり，研究論文に加える予定の具体的な変更点を特定する．これには，追加データを収集する，データ分析を変更・追加する，研究論文の加筆修正を行う，図表を追加する，誤字脱字を直す，文献を入れ替えるなどが含まれる．

　修正計画を立案したら，それに計画的に取り組み，研究論文に必要な変更を加える．研究論文を修正する際には，各査読者のコメントに対する変更点がわかるようにしておこう．そうすることで進捗状況を把握でき，すべてのフィードバックや改善案に対応したこ

とを確認しながら進めることができる．

研究論文の修正が完了したら，査読者の全コメントに対応できたかを入念にチェックする．また，投稿規定や報告ガイドラインを遵守しているか，すべての引用が正確であるか，誤字脱字，句読点，文法，概念に誤りがないかなどを慎重に検討する．私の経験上，万全を期すためには，研究論文を印刷し，音読しながら精査するとミスが少ない．

### 4 研究論文を再投稿する

研究論文の修正が完了したら，修正対応表を作成する．これは，査読者のコメントに対して，どのように対応したのか，あるいは対応しなかったのかを説明するものである．研究論文の主な修正点をまとめ，各コメントに対する修正箇所がわかるようにページや行を指定しながら，査読者のコメントを踏まえて何がどのように変わったのかを明示する．修正対応表を作成したら，修正した研究論文とともに学術誌に再投稿する．

再投稿する際には，編集者に宛ててカバーレターを添付することがある．カバーレターには，査読者からのフィードバックや改善案に対してどのように修正したか，あるいは修正しなかったかの概略，修正対応表や修正箇所がわかるように印をつけた研究論文などを添付したことの確認，再投稿後も引き続き査読プロセスに協力する旨などを記載するとよいだろう．

### 5 修正対応表の例

初学者の場合，研究論文の修正対応表の作成方法についての具体的なイメージをもちにくいことが一般的である．修正対応表は，査読者からのフィードバックに対する著者の対応を明確に示すための重要なツールである．本章では，表3に修正対応表の基本的な例を示す．この例では，修正箇所と修正方針のみを記載しているが，研究者のスタイルに応じて，修正後の文章を直接修正対応表に添付する方法もある．また，左右に並べるかたちではなく，以下のように順に示す場合もある．

【査読コメント】P1，L5-7
Aの定義や背景についての説明が不足しています．初めてこのテーマに触れる読者にもわかりやすいよう，より詳しい背景説明を加えてください．
【返答】P1，L5-7
Aの定義や背景について，より詳細に述べるように文を拡充しました．

いずれのスタイルを採用するにしても，最も重要なのは，修正対応表には査読者からのすべてのコメントに対する対応が明記されていることである．これにより，査読者や編集者は著者がフィードバックを真摯に受け止め，適切に対応していることを確認することができる．

表3　修正対応表の例

貴重な査読コメントをありがとうございました．査読者のご指摘に基づき，加筆修正を行いました．各コメントに対する修正内容は以下の通りです．ご確認のほどよろしくお願いいたします．

| 査読者からのコメント | 著者からの返答 |
|---|---|
| 2．大幅修正 | 2．大幅修正 |
| 1）P1，L5-7<br>　Aの定義や背景についての説明が不足しています．初めてこのテーマに触れる読者にもわかりやすいよう，より詳しい背景説明を加えてください． | 1）P1，L5-15<br>　Aの定義や背景について，より詳細に述べるように文を拡充しました． |
| 2）P1，L15-23<br>　引用している先行研究が偏っています．このテーマでリサーチギャップを明確に特定するためには，○○や□□が発表している先行研究についても言及する必要があります．序論で検討する先行研究を再検討し，必要な議論を追加してください． | 2）P1，L2-P2，L16<br>　○○や□□が発表した先行研究についても言及し，引用リストに追加しました．これにより，リサーチギャップをより明確にしました． |
| 3）P2，L17-19<br>　目的は示されていますが，仮説が明示されていません．そのため，方法と結果と考察が曖昧になっています．「仮説1：……」「仮説2：……」などのように，検証した仮説を明示し，方法，結果，考察で対応させてください． | 3）P3，L1-3<br>　仮説を明示するかたちに文を修正しました．具体的には「仮説1：……」「仮説2：……」として，その後の方法，結果，考察との整合性をとるようにしました． |
| 4）P3，L20-22<br>　使用された方法論に関する説明が簡潔すぎます．具体的な手順や使用した道具，条件などの詳細を追加してください． | 4）P3，L22-P4，L8<br>　使用した方法論に関する説明をより詳細にし，具体的な手順や使用した道具，条件などを加筆しました． |
| 5）P4，L10-13<br>　Bの結果の一部が示されていません．これが意図的なものである場合，その理由を明記するか，関連するデータを追加してください． | 5）P4，L18-33<br>　Bの結果の不足部分について，該当するデータを追加しました． |
| 6）P7，L3-10<br>　考察の冒頭では，何が新しい発見だったのかを明確に主張してください．現状，最初から対象者の特性について論じているため，本研究の重要性や新規性が何だったのかがわかりにくくなっています． | 6）P7，L15-23<br>　考察の冒頭に，本研究の新規性や重要性を明確に主張するセクションを追加しました． |
| 3．微修正 | 3．微修正 |
| 1）P2，L8<br>　文中の「とともに」が重複しています．修正してください． | 1）P2，L8<br>　「とともに」の重複を修正しました． |
| 2）P4，L3<br>　参考文献の番号が正しくないようです．適切なものに訂正してください． | 2）P4，L5<br>　参考文献の番号を正しいものに訂正しました． |
| 3）P6，L15-17<br>　表1と表2のラベルが逆になっているようです．適切な順番に修正してください． | 3）P6，L20-23<br>　表1と表2のラベルを正しい順序に修正しました． |
| 4）P8，最終パラグラフ<br>　結論部分の表現が少々曖昧です．具体的な結果を基にした結論を強調してください． | 4）P8，最終パラグラフ<br>　結論部分の文を，具体的な結果を基にしたものに修正しました． |
| 5）P9，文献リストすべて<br>　一部の文献が，本誌の投稿規定に定められた書き方と異なっています．全体をよく見直し，投稿規定に合わせてください． | 5）P9，文献リストすべて<br>　全文献を本誌の投稿規定に合わせて修正しました． |

## よくある疑問と解答

最後に，査読対策に関わるよくある疑問と解答を例示する．

Ⓠ：査読者が研究論文の内容を誤解・誤読している場合はどうしたらいいか？

Ⓐ：修正対応表に，査読者の見解に配慮しつつ，懸念される箇所を明示し，再検討を依頼する文章を書くとよい．ただし，著者の「査読者が誤解・誤読している」という確信が，査読コメントの誤解・誤読である場合もあるので，慎重に対応する必要がある．

Ⓠ：2名の査読者のコメントに従って素直に修正するだけでいいか？

Ⓐ：基本はその通りである．ただし，査読者のコメントが間違っている場合もあるため，コメント内容の精査を行ったうえで，素直に修正する必要がある．

Ⓠ：査読結果を受けて加筆修正しているうちに，全体の流れが少しちぐはぐになった．そのままでいいのか？

Ⓐ：全体の流れが整うように修正する．その際，査読者のコメント外の修正が生じる場合は，修正対応表で明示し，その理由を述べる．

Ⓠ：査読者のコメントに同意できない場合，どうすればよいか？

Ⓐ：修正対応表で同意できない論拠を示し，代わりにどう対応するのか（現状維持を含む）を述べる．ただし，著者の「同意できない」という確信が間違っている可能性があるので，慎重に対応する必要がある．

Ⓠ：査読者のコメントが偏っている，あるいは不公平だと感じた場合，別の査読者を要求できるか？

Ⓐ：編集者に連絡し，問題に感じるコメント箇所を示し，著者の懸念を説明するとよい．私も過去に編集者に連絡相談したことがある．その懸念が妥当であれば，編集者は別の査読者を任命するかもしれない．ただし，すべての裁量は編集者にあり，査読者が変更されない場合もある．

Ⓠ：複数の査読者が矛盾するコメントを書いた場合，どう対応すればよいか？

Ⓐ：矛盾するコメントを注意深く分析する．それにより，両者を包摂する，より高次元の改善策が見つかる場合がある．難しい場合，コメントの優先順位を決定し，より重要なコメントを優先的に対応する．自力解決が難しい場合，指導教員，実力のある研究者，リサーチコーチなどに相談するのもよい．

Ⓠ：不採択になった場合，次に何をすべきか？

Ⓐ：他の学術誌に再投稿する．ただし，まずは不採択の場合でも，編集者や査読者のコメントを精査し，研究論文の改善に活用する必要がある．分野やテーマによっては，別の学術誌に再投稿しても，同じ査読者に当たる可能性があるため，一切修正することなく再投稿するのは避けたほうがよい．

Ⓠ：査読で何回ぐらい修正することになるか？

Ⓐ：研究論文の質，学術誌のレベルなどによって変わる．基本的には，研究論文の修正は学術誌が求める質に達するまで修正を続けることになる．もちろん，修正を繰り返す

ぶん，査読プロセスにかかる時間は長くなる．

Ｑ：学術誌が設定した再投稿の締切日を越えそうなときはどうするか？

Ａ：編集者に連絡し，締切の延長を相談する．その際，その理由を説明し，いつごろまでに完成するかを示す．編集者が納得すれば締切延長可能となるだろう．

## まとめ

　本論では，査読システムについて解説したうえで，査読対策のコツについて論じた．査読は研究論文の質を担保するためのものである．研究者が査読システムを理解し，査読対策のコツを身につけることで，より高品質な研究成果を創出することが期待される．

文　献
1）Reynolds S：State of the Journal, 2022. Am J Occup 76（6）：7606070010, 2022. doi：10.5014/ajot.2022.076601
2）橘　玲：もっと言ってはいけない（新潮新書）．新潮社，2019

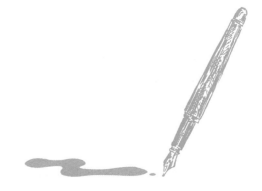

# 研究論文が「掲載可」と なった後に行うこと

## はじめに

　最終章では，研究論文の掲載が決定した後のステップに焦点を当てて解説する．具体的には，出版前の校正や研究の普及，さらなる研究の発展に向けた取り組みに関する戦略を解説する．

　研究者の主な目的は，自らの研究成果を広く世界に伝え，学問の進歩に寄与することである．この目的を達成する一つの方法は，関連する学術誌に研究論文を投稿し，査読を通過して掲載されることである．

　しかし，研究論文の掲載が確定することは最終ゴールではなく，新たなスタート地点と捉えるべきである．研究論文が掲載されると，その研究はより広範な読者層に，正確かつ専門的に伝えられるようになるからだ．これにより，研究の認知度が向上し，その分野の発展に大きく貢献できる可能性が生まれ，新たな展開を迎えることができる．

　これを実現するためには，出版前の校正や出版後の研究の普及活動など，さまざまなステップを適切に踏む必要がある．本章では，これらのステップに関連する具体的なアドバイスや注意点を詳しく解説する．

## 出版前の校正

### 1 校正の流れ

　研究論文が受理された後の最初のステップは校正である．校正とは，出版する前の文章を精査し，その内容が正確で，誤解を招かないかたちにすることを指す．これには，単なる誤字脱字のチェックだけではなく，パラグラフの構造や情報の提示方法，さらには専門用語の正確性まで考慮されるべき事項が含まれる．ここで誤りや不明瞭な部分が放置されると，読者に混乱や誤解を招く可能性があるため，著者と出版社の双方が協力して修正を行う．

　出版社は通常，校正刷りと呼ばれる研究論文のフォーマット版を著者に提供する．これは，出版社が編集した研究論文の最終的なレイアウトと内容を示すものである．校正刷りには，ページ番号や行番号が記載されていることがあり，それらを参照して修正箇所を指摘することもできる．

　しかし，一般に，この段階での大きな変更や加筆は推奨されない．一度，査読を通過し，その内容や構成が承認された研究論文を大幅に変更すると，その整合性や査読結果との一

致が失われるリスクが生じるためだ．研究者は，この最終確認の段階で，あくまで細部の修正にとどめ，大幅な修正・変更を避けるべきである．

　出版社側で校正内容が承認されると，制作段階に進む．制作段階では，出版社は研究論文の公開に向けた準備を行う．その際，電子化された学術誌の研究論文には固有のデジタルオブジェクト識別子（DOI）が付与される．これは，インターネット上で研究論文にアクセスするためのリンクとして機能する．DOIは一度付与されると変更されないため，研究論文の引用や共有に便利である．

　最終版が完成すると，研究論文は印刷されたり，Webサイトにアップロードされたりして，ようやく一般の読者が閲覧できる状態になる．この段階に至って，研究論文は一応の完成を迎えたことになる．

### 2　出版前の校正のコツ

　経験上，校正にはいくつかのコツがある．まず，時間をかけて，細部にまで注意を払いながら，研究論文全体を徹底的に読み込み，図表やデータの正確性，文法や句読点の誤り，首尾一貫性，引用や文献リストなどについてチェックしよう．また，学術誌の執筆要領を手元に必ず置き，校正刷りと照らし合わせて，それに沿った研究論文になっているかを確認する必要がある．執筆要領に従わないと，出版に向けて進むことができないこともあるので注意が必要である．そうすることで，校正すべきポイントを発見することができる．

　以下，校正時のポイントを解説する．

#### 1）図，表，データのチェック

　まずは，図，表，データが正確かどうかを確認する必要がある．校正時には，パソコンに保存しているすべての図，表，データを再確認しよう．これにより，元の内容から間違って研究論文に記載していたことに気づくことがある．また，本文中でこれらの要素への言及が正しいかどうかを確認する．時々，本文中で言及した図表番号と図表にズレがあることが判明する場合がある．

#### 2）文法や句読点の誤り

　次に，文法や句読点に誤りがないかを確認する．具体的には，主語と述語の一致や時制の一貫性の確保，そして句読点の正確な使用を目指すことが求められる．これらの要素を怠ると，よくある文法のミスが研究論文に残ってしまうこととなり，結果的に読者の疑問や混乱を引き起こす可能性がある．さらに，これらのミスは，研究の内容や主張の信頼性を低下させることがあるので，十分な注意が必要である．このため，細心の注意を払いながら，文法や句読点の誤りを排除することが求められる．

#### 3）首尾一貫性

　また，研究論文全体を通して同じ概念やフレーズを使用しているかを入念に確認する．たとえば，特定の事象を指すときに「作業機能障害」と記述した場面と，「作業遂行障害」と記述した場面が混在していると，読者はどちらが正しいのか，あるいは両方が異なる意味をもつのかと疑問を感じることがある．このような状況は，読者の理解を妨げるだけで

なく，研究論文の信頼性にも影響を及ぼす可能性がある．したがって，言葉やフレーズの使用には一貫性をもたせ，必要に応じて修正や統一を行う必要がある．

### 4）引用や文献の確認

加えて，引用の内容や文献の書き方が正しいかを確認する．引用や文献は研究論文の重要な要素であり，他者の研究成果や知見を借りて自分の主張を裏づけたり，自分の研究テーマや方法論を位置づけたりする役割を果たす．しかし，引用や文献の書き方は学術誌や分野によって異なる場合があり，それらに従わなければならない．たとえば，引用符や括弧，出典情報の順序や区切り，文献リストの並べ方などは学術誌や分野ごとに異なる規定がある場合がある．これらの規定に沿って引用や文献を書くことで，読者は自分の研究内容や主張に対する信頼性や正確性を高めることができる．

### 5）音読と他者確認

この一連の過程では，音読と他者確認を織り込むとよい．まずは，小声でもよいので，必ず音読することをお勧めする．私も音読は常に行っている．それにより，黙読では気づかないような，誤りや矛盾などを確認することができるからだ．また，信頼できる同僚に校正刷りを見てもらい，誤字脱字や矛盾がないかなどを確認してもらおう．信頼できる同僚とは，研究力と校正力が高く，誠実で，着実に問題点を見抜いてくれる者をいう．私も信頼できる仲間にたびたび校正を手伝ってもらっている．自身が見落としていることに気づいてくれるため，大変助かっている．

### 6）リフレッシュの重要性

なお，研究論文の校正は細部にわたる注意が求められるため，精神的に疲れることがある．正確な内容の確認という作業は集中力を要するものであり，この集中力が途切れると，些細なミスも見逃してしまうリスクが高まる．そのため，質の高い校正を継続的に行うためには，適切なインターバルで休憩を挟むことが推奨される．私自身は，ウォーキングしたり，ランニングしたり，休息と睡眠をとったりして，疲労回復に努めている．このようにして心身ともにリフレッシュすることで，校正の効率と正確性を向上させることができる．

校正のポイントを踏まえて丁寧にチェックすることで，ミスを大幅に減らすことができる．しかし，校正作業は人間が行うため，完璧を期したとしてもミスを完全になくすことは難しい．細心の注意を払っても，何らかのミスが残ってしまうことがある．それは，生成 AI で校正を行っても同様である．

だからといって校正が無意味だというわけではない．ミスを最小限に抑えるために，可能な限り注意深く校正を行うことが重要である．また，一人で校正するのではなく，複数の人でチェックすることで，ミスを見落とすリスクを減らすことができる．

校正は時間と手間のかかる作業だが，ミスが少ない研究論文を読者に届けるために欠かせないプロセスである．理想的には完璧を目指しつつも，ミスの可能性を念頭に置き，慎重に取り組んでいくことが求められる．

### 3 校正記号の使い方

校正は，研究論文の質を向上させるための重要な工程であるが，初心者にとってはその具体的なやり方がわからない場合がある．実際に校正を行う際，赤色のペンを使用して本文に校正記号を記入し，修正の内容を明確に示すのが一般的である．赤色以外の色のペン（例：青色，黄色マーカーなど）は，補足的な情報やコメントを付けるために用いられることがある．校正記号は，文中の具体的な位置を示す引出し線を使用して，対象となる文字や記号の余白部分に記載する．このとき，引出し線が他の部分と交差しないように，また，文中の文字や記号と被らないように注意が必要である．本章では，研究論文の校正でよく使う校正記号とその使い方について表で示した．初学者はこれを参考に校正を行うとよい．

## 研究の普及と発展

### 1 研究の普及とは？

研究の普及は，出版後のプロセスにおいて重要な側面である．これは，研究の価値を多くの読者，研究者から一般市民までに伝えるためのものである．研究成果の質が高くとも，それが適切に共有されなければ，その研究のポテンシャルは最大限に活かされない．具体的にいうと，ある研究が他者に認識され，参照され，利用されることで，知識や技術の発展，さらには社会的なイノベーションや問題解決への貢献が可能となる．この観点から，研究者は自らの成果を多くの人々に知ってもらう努力を怠ってはならない．

では，どうやって自分の研究を普及させるか．

結論をいうと，インターネットの活用，学術集会への参加，依頼論文や書籍の執筆，講演・研修，プレスリリースなど，さまざまなチャネルを通じて情報発信することである（図1）．つまり，研究論文の発表をきっかけとして，そこからさまざまな媒体を通して情報発信につなげるのだ．これらはそれぞれ異なる特徴や効果をもつ．以下では，それぞれの方法について詳しく解説する．

### 2 研究の普及のコツ

#### 1）インターネットの活用

現代において研究成果の普及や情報の伝達には，インターネットの活用が不可欠である．インターネットを通じて情報を発信・共有する手段が多様に存在する．具体的には，個人や組織のホームページを活用した情報公開やアップデート，ソーシャルネットワーキングサービスを用いた即時性の高いコミュニケーション，ブログによる詳細な情報の提供，YouTubeでの映像内容の共有，ポッドキャストを介した音声情報の伝達，ニュースレターによる定期的な最新情報の提供，オンラインコースやオンラインサロンを利用した継続的な学びやコミュニティの形成などが挙げられる．これらの手段を適切に組み合わせることで，効果的に情報を届けることができる．

表　主な校正記号とその使い方の例

| 記号 | 説明 | 校正例 | 校正後 |
|---|---|---|---|
| 赤字　□□□ | 文字を修正する | 機能　作業昨日障害 | 作業機能障害 |
| 赤字　□□□ | 文字を挿入する | 機能　作業障害 | 作業機能障害 |
| トルツメ　□□□ | 文字を削除して詰める | トルツメ　作業的的存在 | 作業的存在 |
| トル　□□□　イキ | 校正を取り消す | トル　作業機能障害　イキ | 作業機能障害 |
| □□□　□□□ | 改行を取り消す文章をつなぐ | 作業機　能障害 | 作業機能障害 |
| □□□ | 入れ替える | 作業障害機能 | 作業機能障害 |
| □□□ | 上付きにする | 〜である1). | 〜である 1). |
| 赤字　□□□ | ルビを振る | さぎょうきのうしょうがい　作業機能障害 | さぎょうき のうしょうがい　作業機能障害 |
| □□□ | 指定の位置に下げる | 作業機能障害 | 　作業機能障害 |
| □□□ | 句読点を入れる | 〜は〜である | 〜は，〜である． |

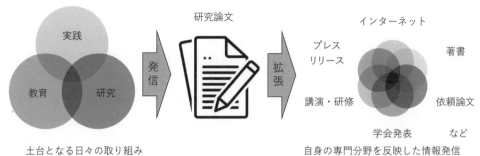

図1　研究者の情報発信のプロセス

## (1) ホームページ

　ホームページとは，インターネット上で情報発信する総合的なプラットフォームである．たとえば，研究者の略歴，専門分野，著書や研究論文などの研究業績，教育業績などの情報をまとめて発信する．ホームページの利点は，情報を集約，発信できるところにある．

## (2) ソーシャルネットワーキングサービス

　ソーシャルネットワーキングサービス（SNS）とは，個人や組織が情報，アイデア，コンテンツを作成し，投稿し，共有することを可能にするオンラインプラットフォームである．人気のあるソーシャルネットワーキングサービスの例としては，Facebook，X（旧Twitter），Instagram，TikTokなどがある．研究の普及のためにこれらを利用して，同僚やフォロワーに自分の研究や経験をわかりやすく共有しよう．あなたの専門性を活かして興味深い情報を発信したり，出版された研究論文へのリンクを添付したりするとよい．

## (3) ブログ

　また，ソーシャルメディアの他に，ブログの運用も重要である．ブログは一般的にソーシャルメディアに比べて，長文で詳細な記事を執筆・公開する場合が多い．研究に関する知見を平易な言葉でまとめ，その意義に焦点を当てたブログ記事を作成しよう．ブログの記事は，Googleなどの検索エンジンから読者を獲得する必要がある．ゆえに，記事を書くときはSEO対策が欠かせない．記事を書くときは，あなたの研究や当該分野に関心をもつ潜在的な読者が，検索で使用する関連キーワードを特定し，タイトル，メタディスクリプション，見出しに関連キーワードを反映し，読者が満足できる質の高い記事を執筆する必要がある．それにより，検索エンジンの結果で上位表示されやすくなり，新しい読者にあなたの専門分野や研究に関する知見を共有することができる．また，ブログの記事はXなどのソーシャルメディアに投稿し共有すると，興味をもつ読者にタイムリーに届けることができる．

## (4) YouTube

　YouTubeは，動画で多様な情報を発信できる世界最大のプラットフォームであり，Googleが運営している．YouTubeのメリットは視覚情報を最大限に活用できることにある．動

画での発信により，自らの研究成果や専門知識を明確に伝えることができる．特に，文字情報だけでは伝わりにくい知見を解説する際に動画は適している．さらに，チャンネル メンバーシップという制度を利用することで，より深い内容や特別な情報を関心をもつ者に提供することも可能になる．この制度は一定の条件をクリアしたチャンネル運営者のみが利用でき，研究者にとっては専門的なコンテンツを有料で提供する機会となり得る．

## (5) ポッドキャスト

ポッドキャストは，音声配信専用のプラットフォームである．研究者が自身の研究成果や見解を自分の声で発信することで，広い層の人々に直接届けることが可能となる．動画配信のYouTubeとは異なって，手軽に収録できるメリットがある．YouTubeの場合，服を着替えたり，照明の状態を確認したり，資料を作成したりする手間暇がかかる．それに対して，ポッドキャストは音声のみの収録であるため，極端な話，寝間着のままでも制作が可能である．ポッドキャストは研究者にとって，自身の研究テーマや専門分野にかかる情報発信や普及活動を効果的に行うためのツールとして魅力的な選択肢である．

## (6) ニュースレター

インターネットを利用したニュースレターはメルマガ（メールマガジン）とも呼び，メールアドレスを登録してくれた購読者に記事を配信するものである．これは，ソーシャルメディアやブログと異なって，アルゴリズムや検索エンジンのランキングの影響を受けず，研究者と読者が直接コミュニケーションできる利点がある．ニュースレターは，情報の拡散性という点ではソーシャルメディアやブログに劣るが，研究に関心をもつ熱心な購読者を獲得することができ，自分の研究内容や最近の著者などの出版物，その分野の関連ニュースなど，密度の濃い記事を配信することができる．

## (7) オンラインコース

オンラインコースは，インターネットを通して学習できる教材のことである．たとえば，私は自らの専門性を活かして，作業療法，研究論文の書き方，研究計画書の書き方などのオンラインコースを開設している．オンラインコースの利点は，研究者の専門分野に関する濃密な教材を広く提供できるところにある．研究者は長く続けていると，自身の研究テーマにかかる研究論文や著書が蓄積されていく．オンラインコースではそれらの内容を踏まえて，自身の研究や専門分野に関心をもつ人々に広く知識や技術を共有することができる．

## (8) オンラインサロン

オンラインサロンは，インターネットを通して運営する会員制のコミュニティである．たとえば，研究者の専門性とそれに興味をもつ読者が集まって一緒に学ぶなどする．オンラインサロンの利点は，同じ専門分野に興味・関心をもつ人々が集まって一緒に学べるところにある．また，研究者は会員と直接交流することができるため，自身が切り拓いた知見を共有しやすく，時に新しい研究テーマが生まれて，共同研究に発展させることができる．

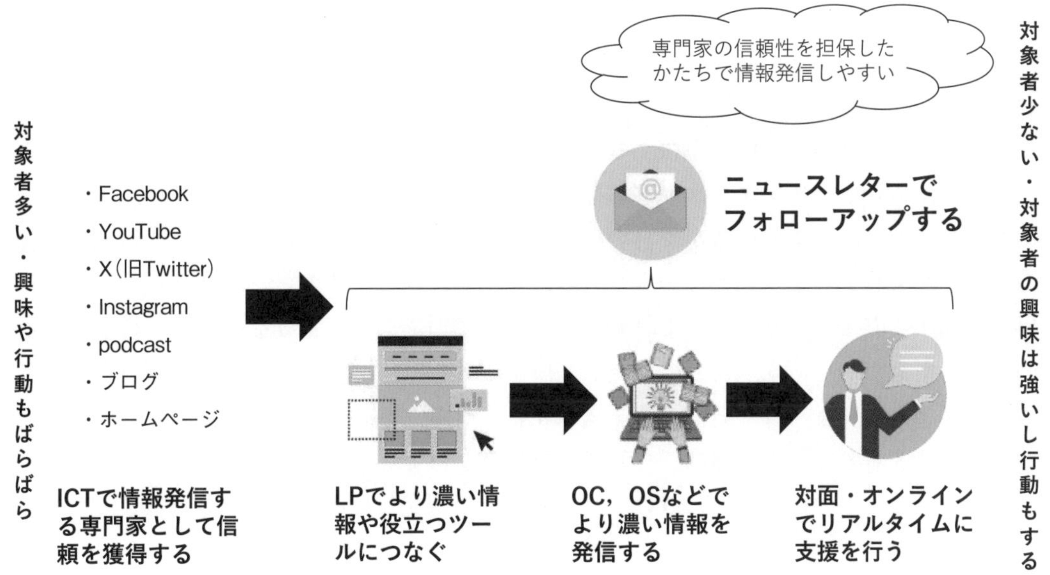

対象者多い・興味や行動もばらばら
・Facebook
・YouTube
・X（旧Twitter）
・Instagram
・podcast
・ブログ
・ホームページ
専門家の信頼性を担保したかたちで情報発信しやすい
ニュースレターでフォローアップする
対象者少ない・対象者の興味は強いし行動もする
ICTで情報発信する専門家として信頼を獲得する
LPでより濃い情報や役立つツールにつなぐ
OC，OSなどでより濃い情報を発信する
対面・オンラインでリアルタイムに支援を行う


図2　インターネットを活用した情報発信のプロセス
ICT：情報通信技術，LP：ランディングページ，OC：オンラインコース，OS：オンラインサロン

### (9) ランディングページ

なお，オンラインコースやオンラインサロンはランディングページを使って参加を呼びかけるのが一般的である．ランディングページは，サイト訪問者に行動を促すためのページである．ランディングページの利点は，研究者の研究テーマや専門性に興味をもつ人に対して最も適した情報を提供でき，具体的な行動を促進できるところにある．たとえば，あなたの研究論文を読み，その後に著書も読んだ読者がいると仮定する．その読者は，あなたの専門分野について詳しく学びたいと思い，インターネット検索を行った．ランディングページがあれば，読者は自らのニーズを満たすために次に何を行うとよいのかを理解し，行動に移しやすくなる．このように，オンラインコースやオンラインサロンはランディングページを通して読者につなげるとよい．

### (10) インターネット上の情報発信を仕組み化する

上記で解説したさまざまなツールは相互に関連している．特に図2で示したようなプロセスを構築すると，研究者は自身の研究テーマや専門性を活かしたインターネット上の情報発信を効率的・効果的に行える．まず，ソーシャルネットワーキングサービス，ブログ，YouTube，ポッドキャストなどで自身の研究や専門分野をわかりやすく情報発信し，より濃密な情報が必要な方にはニュースレターへの登録を促したり，ランディングページを通じてプロダクトを提供する．そして，より専門的な情報が必要な方向けに，オンラインコースやオンラインサロンを提供したり，個別に知識や技術を伝えたりする．具体的な例としては，私が取り組んでいるThriver Projectがある[1)]．このような仕組み化を行うことによってインターネットを活用した普及活動が合理化され，自身の時間やリソースを適切にマネジメントし，普及のための活動と本来の研究・教育・臨床にかかる活動とのバラン

スをとることができる．研究論文が掲載されたあかつきには，ぜひこのような研究普及活動の仕組み化にもチャレンジしてほしい．

## (11) まとめ

　以上がインターネットの活用による研究の普及のコツである．研究の成果や情報を幅広く伝えるためには，インターネットの力を最大限に活用することが欠かせない．確かにインターネットでは多くの情報が毎日発信されている．このような環境下では，研究者自身の情報が埋もれてしまうことも想定される．しかし，逆に考えると，インターネットは世界中の人々に直接アクセスする手段として非常に強力である．重要なのは，どのようにその力を活用するかである．自分の研究テーマや内容，ターゲットとする読者層に合わせて最適なプラットフォームや発信方法を選択することで，効果的に情報を広めることが可能となる．研究者としての役割は，ただ研究を行うだけでなく，その成果を世に伝えることにもあるので，この点を念頭に置いて，戦略的に情報発信の取り組みを進めることが求められる．

## 2) 学術集会への参加

　次に，学術集会への参加も研究の普及に有効な方法の一つである．これは，特定の分野やテーマに関心をもつ研究者や専門家が一堂に会し，お互いの研究成果や見解を共有し，ディスカッションを行う機会である．国際的なものから地域的なものまで，さまざまな規模や形式の学術集会が開催されているため，自身の研究テーマや目的に応じて選択することができる．

　学術集会に参加することで，他の研究者と直接コミュニケーションをとることができ，自らの研究の普及や情報の共有が可能となる．たとえば，関連する研究テーマに取り組む研究者に，あなたの研究論文の別刷を手渡し，情報交換することによって，自分の研究を知ってもらう機会にすることができる．別刷とは，研究論文が掲載された学術誌の中から，自分の研究論文のみを印刷したものだ．

　また，学術集会では，発表者や参加者との質疑応答などを通じて，将来の共同研究につながる出会いがある場合がある．共同研究とは，異なる研究者が協力して行う研究である．共同研究は，自分の専門分野や視点だけではなく，他の分野や視点からも研究を考えることができるため，新しい発見や解決策を生み出す可能性がある．ただし，オンラインで開催される学術集会の場合，自然な交流の機会は限られているため，異なるアプローチやツールを活用することが求められる．

　このように，学術集会は自分の研究を発表し評価してもらうだけでなく，他の研究者と交流し刺激を受ける場でもある．自分の研究分野や興味に合った学術集会を見つけて参加してみよう．

## 3) 依頼論文や書籍の執筆

　研究論文の公表がきっかけで，特集論文や連載論文などの依頼論文や書籍（単著，編著，共著など）の執筆を依頼される場合がある．依頼論文とは，ある雑誌や出版社から特定のテーマや形式で執筆を依頼される論文である．書籍とは，単著（1人で書く），編著（著者

の代表が企画し他の人にも執筆してもらう），共著（2人以上で書く）などの形式で出版される本である．

　私が依頼論文や書籍を書くようになったきっかけも研究論文の公表だった．私の研究論文を読んだ編集者からアポイントがあり，さまざまなオファーを提案していただけるようになった．このような執筆依頼を受けると，研究をさらに広めることにつながり，より多くの読者と関わり，研究者としてのキャリアを積める機会となる．これらは研究論文よりも多くの読者にリーチできるため，依頼があれば積極的に取り組むとよい．

　依頼論文や書籍の執筆は，依頼されたテーマや形式に沿って，自分の研究内容や見解を整理することから始める．依頼されたテーマや形式は，あなたの研究論文とはやや異なる場合がある．その場合は自分の研究を新たな視点から見直し，読者にとって有益で興味深い内容にする必要がある．また，依頼されたテーマや形式は，あなたの研究論文よりも広く一般的な場合がある．その場合は，自分の研究をその分野全体の文脈において位置づけ，その重要性や影響力を示す必要がある．

　次に，原稿は，依頼された期限や規定に従って作成する．依頼原稿は，通常，研究論文と比べて平易な言葉で記述することが推奨される．その理由は，依頼論文や書籍のターゲットとなる読者層が，専門的な研究論文の読者よりも幅広いためである．しかし，すべてのテーマやトピックが平易に表現できるわけではない．特定のテーマ，たとえば哲学的，数学的，理論的な内容は，それ自体が複雑であるため，簡略化することが困難であることが多い．もちろん，たとえ話をふんだんに盛り込んだり，パラフレーズしたりするなどして平易に書く努力は可能であるが，それにも限度がある．したがって，原稿を作成する際は，読者を意識してわかりやすく書くことを基本に置きつつ，内容の性質や深さに応じて書き方を柔軟に調整するとよいだろう．

　原稿の執筆が完了しても，作業はまだ終了していない．この後，研究論文の場合と同じように，文章の校正を行う必要がある．校正の目的は，誤字脱字，文法ミスなどの小さなミスを見つけ，それを修正することで，文章の質や正確性を向上させることである．校正作業は，自分一人で行うこともできるし，信頼のおける同僚に依頼することもできる．他者の視点で校正してもらうことによって，自身が見落としていたミスを指摘してもらい，文章の質をさらに向上させることができる．この校正の過程は，読者への情報提供の質を保証するための重要なステップである．

### 4) 講演・研修

　研究論文を読んだ方から，講演や研修を依頼される場合がある．これは，研究論文の内容が高く評価され，その知識や技術を他の人々と共有することの重要性が認識された結果である．このような依頼は，研究者にとっての評価としての側面だけでなく，自らの研究が実際の現場や教育の場で役立てられるチャンスとして捉えることができる．

　このような依頼に応じる際には，いくつか考慮するべきポイントがある．まず，自身のスケジュールやリソースとの調整を行うことが求められる．次に，講演や研修の内容と目的を明確にする必要がある．また，講演や研修の日程や場所，報酬などの具体的な条件も

12

事前に確認する必要がある．報酬は，主催者側の資金力，規模，研究者個人の相場によって大きく異なる．依頼者と十分なコミュニケーションをとって，諸々の条件を確認することが求められる．

　講演や研修の機会は，自らの研究成果を広めるだけでなく，参加者や他の研究者とのネットワークを拡大するよい機会ともなる．積極的に質問やフィードバックを受け入れ，新しい視点や意見を取り入れることで，今後の研究活動にも活かすことができる．また，講演や研修を通じて得られた経験や知識を，今後の研究や教育活動にフィードバックすることで，研究者としての成長を促進することができる．

　なお，研究者としての実績や知名度が上がると，自然と講演や研修の依頼が増加する．はじめは年に数回の依頼であったが，知名度の上昇とともに毎週末のように講演・研修の機会が訪れるようになることがある．さらに，数年先のスケジュールを求める依頼が来ることもある．このような状況になると，研究者としての本来の業務とのバランスを保つために，どの依頼に応じるか，またどの程度の頻度で講演・研修を行うかを検討する必要が出てくる．重要なのは，自身の時間やリソースをうまくマネジメントし，研究活動とのバランスを崩さないようにすることである．具体的な方法の例として，本章の「**(10) インターネット上の情報発信を仕組み化する**」という項で解説した情報発信の方法を活用することで，本務とのバランスを崩すことなく，効率的に情報を伝えることができる．

## 5）プレスリリース

　最後に，プレスリリースも研究の普及に有効な方法の一つである．プレスリリースとは，研究内容やその成果を広く伝えるために，新聞，雑誌，テレビ，ラジオ，Web サイトなどのメディアに提供する情報のことである．これを効果的に利用することで，学会や専門家だけでなく，一般の読者や社会全体に自分の研究成果を知ってもらうことができるようになる．ただし，メディアは公共の利益や読者・視聴者の関心を反映して報道内容を選択するため，提供した情報がそのまま公開されるわけではない．研究者はメディアの意向や方針を理解し，柔軟かつ協力的に対応することが求められる．

## 3 研究の発展

### 1）研究の発展とは？

　普及に加えて，研究の発展も，出版後のプロセスにおいて不可欠な要素である．これには，新しい研究計画の立案，共同研究への参加，資金調達などが含まれる．あなたは自分の研究を継続的に発展させ，洗練させることで，その分野の知識の継続的な発展に貢献することができる．

### 2）新しい研究計画の立案

　あなたが発表した研究論文は，あなたの研究テーマや分野における一つの成果である．しかし，それは今回の研究が完結したことを意味しない．むしろ，それはあなたの研究がまだ開拓されていない領域を残していることを意味する．どのような研究にも限界があるからだ．それは，次の研究計画の出発点となる．

次の研究計画を立てるためには、まずは発表した研究論文を振り返り、リサーチギャップを特定しよう。その方法は主に2つある。1つ目の方法は、研究論文本文の「研究の限界」で述べたことを参考にすることだ。「研究の限界」では、あなたが行った研究における制約や欠点を明らかにしているはずだ。その中には、今回の研究では解決できなかった問題や、今後の研究で検証すべき仮説などが包含されているだろう。それらは次のリサーチギャップとして扱うことができる。

2つ目の方法は、関連する文献を常に収集し、読解することである。こうすることで、あなたが自分の研究テーマや分野における最新の動向や知見を常に把握できるため、新たなリサーチギャップが見つかることがあるからだ。関連する文献は、インターネット検索や図書館などで見つけることができるが、その際にはキーワードや検索条件を工夫することが重要である。また、文献を読解する際には、その内容や主張に対して建設的かつ批判的に考える必要もある。それにより、文献が示す理論や証拠に対する疑問や反論が生まれ、リサーチギャップにつなげることができる。

リサーチギャップは複数見つかることがあるが、その場合は研究を続けることによって、全体としてどのような領域を開拓できるのかを検討するとよい。たとえば、今回の研究論文では、質的研究である概念モデルを作成したとする。それを踏まえたリサーチギャップとして、①概念モデルを基盤にした評価尺度がない、②重要なアウトカムと概念モデルの関係が未検討である、③概念モデルを反映した教育プログラムがない、④概念モデルを反映した介入プログラムがない、⑤それらのプログラムの有効性を検討したものがない、などが考えられるとする。この場合、最初の質的研究を「研究1」に位置づけ、後の①〜⑤を「研究2」〜「研究6」とし、一連の研究が開拓する領域の全体像を描くようにする。それにより、研究のロードマップが明らかとなり、自身の研究に一貫性をもたせて、1つの領域を切り拓くような研究を行える可能性がでてくる。

なお、本書では、研究論文の書き方のコツを解説してきたが、研究計画書には研究計画書の書き方のコツがある。それについて学びたい方は、以下のQRコードから私が講師を務める無料Webセミナー「研究計画書の書き方講座」（図3）に参加するとよい。

図3 研究計画書の書き方講座の QRコード

### 3）共同研究への参加

あなたが自分の研究を発展させるために、他の研究者との共同研究に参加することも重要である。共同研究とは、複数の研究者が協力して行う研究である。共同研究は、新たな視点やアイデア、機会をもたらす経験となる。

共同研究への参加は、他の研究者から誘われる場合と、自らが共同研究を開始する場合がある。前者は関心が一致すれば他の研究者の提案に乗るとよいが、後者は次のような手順で進めることができる。

　まず，あなたの研究テーマと類似した研究テーマをもつ研究者や，あなたの研究を補完する専門知識（たとえば，データ分析）をもつ研究者を探す．それらの研究者は，関連する文献を読む，学術集会に参加する，インターネットで出会うなど，さまざまな経路で見つけることができる．候補となる共同研究者が見つかれば，電子メール，ソーシャルメディア，または共通の知り合いを通じてコンタクトをとる．実際に連絡をとる前に，あなたは自分の考えを効果的に伝えることができるように準備する．そのためには，自分が行いたい共同研究のテーマ，目的，方法，期待される成果などを概説した研究計画書（案）を作成する．そうすることで，自分の考えを効果的に伝えることができ，共同研究を行う準備が整っていることを示すことができる．

　研究計画書（案）を作成したら，それを添付して，候補となる共同研究者にメールを送ろう．メールでは，自分の名前や所属，研究テーマや分野を紹介し，共同研究に関心があることを伝える．また，研究計画書（案）の内容について簡単に説明し，フィードバックや意見を求める．メールは丁寧で礼儀正しい言葉遣いで書く．共同研究者から返信があれば，それに応じて対応する．返信がなければ，一定期間（たとえば1週間）をおいて再度メールを送る．ただし，何度もメールを送ると迷惑がられる可能性がある．

　共同研究者とオンラインミーティングを行うことができれば，そこで共同研究の詳細について話し合おう．その際には，互いに自己紹介をし，自分の研究テーマや分野について説明するとよいだろう．また，研究計画書（案）の内容についても説明し，共同研究者の意見や質問に答えよう．もし，研究計画書（案）に参加してもらえるようであれば，具体的な方法，期間やスケジュール，役割分担や責任などについて話し合おう．それにより，共同研究の実現可能性を高めることができる．

　共同研究が始まったら，共同研究者とのオープンなコミュニケーションを維持する必要がある．双方に期待されることや，役割・責任について話し合い，定期的なミーティングを行い，研究スケジュールを決めよう．それにより，全員が共通の目標に向かって努力することができる．また，共同研究では，異なる背景，分野，文化をもつ人々との協働が必要な場合がある．研究テーマを達成するために，新しいアイデアや視点を受け入れ，必要に応じて自分のやり方を変更することを惜しまないでおこう．そして，共同研究が終了した後も，共同研究者との関係を維持しよう．そうすることで，新たな共同研究やその他の仕事（講演，執筆など）の機会を得ることができる．

## 4) 資金調達

　研究の発展のためには資金調達が必要になることがある．資金調達とは，自分の研究を実施するために必要な費用を，外部の機関や団体から得ることだ．資金調達は，あなたの研究を可能にするだけでなく，あなたの研究の価値や信頼性を高めることにも貢献する．

　資金調達を行うためには，自分の研究テーマ，専門性，キャリアに合った調達先を調べる．研究機関に勤めている場合，科学研究費助成事業が有力な候補となる．科学研究費助成事業とは，文部科学省が行っている助成事業である．これは，基盤研究（独創的，先駆的な研究），挑戦的萌芽研究（学問の変革・転換を目指す研究），若手研究（若手研究者が

1人で行う研究）など，さまざまな種類がある．この事業に応募する場合は，自分が行いたい研究がどの種類に該当するかを確認し，それぞれの募集要項や応募条件などをよく読んでおこう．

また，臨床で働く作業療法士の場合，作業療法ジャーナル研究助成，日本作業療法士協会の課題研究助成制度，日本作業行動学会の研究助成制度などが候補となる．これらの制度では，作業療法に関する理論や実践に貢献するような研究に対して助成金が支給される．この制度に応募する場合は，自分が行いたい研究が作業療法に関連するかどうかを確認し，それぞれの募集要項や応募条件などをよく読んでおこう．

このように，可能性があるところが見つかれば，募集要項，資格基準，提出期限などを確認する．これにより，自身が実際に応募できるかどうかを判断することができる．該当する場合は，次のステップとして，指定されたフォーマットに従い，研究計画書などの必要な応募書類を作成する必要がある．この応募書類は，資金を提供する機関に対して，研究の重要性や新規性，さらに実行可能性を示すものとなるため，その内容は明確かつ説得力をもたせることが求められる．

また，資金調達のもう一つの大きな要素として予算の作成がある．人件費や機材費，旅費，その他の経費を考慮し，研究の進行に必要となる総額を計算する．この際，予算は現実的であり，その詳細が可視化されていることが重要である．さらに，その予算の正当性をしっかりと説明することで，資金提供機関からの支援を受ける可能性が高まる．

資金調達は難易度が高いため，多くの初学者にとって大きなハードルとなる．資金調達の申請に関する手続きや要件は複雑であり，詳細な計画と適切な応募書類の準備が欠かせない．そのため，経験豊富な同僚やメンター，指導教員，リサーチコーチなどと協力して，申請書類を洗練させ，質を高めることが推奨される．有識者の知識や経験から得られる建設的なフィードバックを活用することで，申請書類の質を向上させ，資金調達の成功率を高めることができる．しかし，多くの場合，初回の申請で資金を調達することは難しい．だからといって落胆してはならない．不採用の結果を受け入れ，それをフィードバックとして受け止め，次回の申請に向けて準備を進めることが大切である．

12

## ┃ まとめ

研究者のキャリアにおいて，研究論文の掲載は大きな成果の一つであるが，その後のステップも非常に重要である．本章では，掲載決定後の出版前の校正，さらなる研究の普及，そしてその研究を基にした新たな研究の展開についての戦略や取り組みに焦点を当てて解説した．このプロセスは，研究成果を広範囲の読者層に届け，より大きな影響を生み出すために必要である．たとえば，校正の段階での緻密なチェックは，研究の信頼性を高めるだけでなく，読者にとってもより理解しやすいかたちにするための要となる．さらに，研究の普及活動を通じて，その知見を広めることで，同分野の研究者や一般の関心を引きつけることができる．このような研究の後の取り組みが，研究者自身のキャリアや学問の発

展に寄与する．本章が，研究論文の掲載後の取り組みに関する貴重なガイドラインとなり，読者のキャリアアップや研究領域のさらなる発展への一助となることを願っている．

## 文 献

1）京極　真：Thriver Project．https://www.thriver.one/（2024 年 6 月 5 日参照）

### コラム5

## 英語論文の執筆で使用するツール

　本書は，英語と日本語の両方で研究論文を執筆するのに役立つコツを解説している．英語と日本語の両方に堪能な読者は，本書で説明する方法に従って書き進めれば問題ない．しかし，私と同じように，英語が壊滅的にできない読者もいるだろう．そういった方々のために，表でまとめたツールを活用しながら，本書で解説しているアカデミック・ライティングの手法を駆使することをお勧めする．

表　英語論文の執筆時に導入するツール

| 名称 | 概説 |
| --- | --- |
| DeepL Pro （https://www.deepl.com/translator） | 高精度な翻訳ツールで，Google 翻訳などよりも優れた訳文である．無料版と有料版があるが，有料版の使用を推奨する． |
| DeepL Write （https://www.deepl.com/write） | 英文の校正ができる．無料版と有料版があるが，無料版で十分． |
| Open AI （https://chat.openai.com/auth/login） | 英文の校正，編集，翻訳，作成など，さまざまなことができる生成 AI を提供する．無料版と有料版があるが，有料版の使用を推奨する． |
| Anthropic （https://claude.ai/login） | 上記と同じく英文の校正，編集，翻訳，作成など，さまざまな課題をこなせる生成 AI を提供する．最も高機能な生成 AI モデルを使うには有料版を使用するしかない． |

　これらのツールを活用すれば，英語が苦手な読者でも，本書で解説するアカデミック・ライティングの技術を活用して，効率的・効果的に研究論文を書くことが可能になる．具体的な手順は以下の通りである．

▶ステップ 1：研究論文の構造を理解する

　まずは，研究論文がどのような構造でつくられているかを理解することが大切である．一般的な研究論文は IMRaD の形式で書かれる．各セクションの目的や内容を理解することから始めよう．

▶ステップ 2：研究論文のアウトラインを作成する

　次に，IMRaD のセクションごとに，日本語でアウトラインを作成する．詳細は本文で解説したが，図表→結果（方法）→方法（結果）→考察→序論の順に書くと書きやすい．アウトラインは見出しや小見出しから書き始める．そのうえで，具体的な内容を作成し，徐々に肉付けしていく．

　アウトラインができたら，日本語で詳細なテキストを作成する．この段階になれば，アウトラインをパラグラフ化し，アウトラインよりも詳細に論述する．

▶ステップ 4：DeepL Pro を使用して日本語を英語に翻訳する

　日本語で書かれたテキストを，DeepL Pro を使って英語に翻訳する．DeepL Pro は非常に高精度の翻訳が可能なツールで，あなたが書いた内容を適切な英語表現に変換してくれる．

　ただし，DeepL Pro は翻訳を間違う場合がある．たとえば，「作業機能障害」は「work dysfunction」などと誤訳することがある．また，文章も異なる意味に訳す場合がある．したがって，DeepL Pro で訳した後は，意図した通りの訳かどうかを入念にチェックする必要がある．

▶ステップ 5：DeepL Write で英語に翻訳されたテキストを微調整する

　DeepL Write で翻訳後の英語のテキストを見直す．DeepL Write は，文法や表現の誤りを見つけ，より自然な英語表現を提案してくれる．研究者は提案内容を確認し，その採否を決める．

▶ステップ 6：生成 AI で英文の編集・校正を行う

　生成 AI で修正した英語のテキストの編集・校正を行う（**コラム④**参照）．研究者はプロンプトを通して，英文の校正を指示したり，編集を求めたりし，英語のテキストを洗練する．研究者は生成 AI によって提案された内容を確認し，採用するかどうかを判断する．

▶ステップ 7：校正業者に依頼する

　最後に，プロの校正業者に最終チェックを依頼する．そして，校正業者のフィードバックを基に，完成に向けてさらに洗練する．また，研究者の意図とは異なる編集・校正を行う校正業者もいるため，研究論文全体を入念にチェックすることが欠かせない．

　これらのステップを踏むことで，英語が苦手な方でも本書で解説する研究論文の書き方のコツを活かし，効率的・効果的に英語論文を書くことが可能になるだろう．

**12**

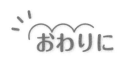

# おわりに

　研究とは，新しい知識の探求や現象の解明を試みる活動であり，その結果を伝える媒体として研究論文は存在している．しかし，一つの研究論文が完成するまでには，その背後に膨大な時間，深い知識，たゆまぬ努力，鋭い洞察，そして高度なライティングスキルが求められる．そして，そのすべてのプロセスと技術を効率的かつ効果的に学ぶことが，質の高い研究成果を世に問うための近道となる．

　『セラピストのための研究論文の書き方ガイド』を手に取り，最後まで読んでいただいた皆様に，心からの感謝を述べさせていただきたい．本書はセラピストを対象に，研究論文の書き方を包括的に解説した．研究論文執筆前の準備から文献レビュー，IMRaD の構成，査読対策，そして出版後の対策まで，一つひとつのポイントを詳しく解説した．加えて，表現で困ったときに使えるフレーズ集を示した．また，コラムでは，最先端の技術である生成 AI を活かすヒントや，英語論文の執筆時に導入するツールを説明した．本書が，研究論文の書き方の基礎から応用に至るまでの習得において，皆様の手助けとなれば幸いである．

　本書は，私一人の力だけでは完成させられなかった．特に，寺岡　睦先生には，草稿の段階から緻密なフィードバックをいただいた．その的確で洞察に満ちたコメントは，本書の完成度を大きく高めるものとなった．心から御礼を申し上げたい．また，大学院生，共同研究者との建設的な議論は，私の経験と理解を深める機会となった．皆様との対話によって知技心が豊かになったことで，本書の内容が一層実りあるものになったと信じている．加えて，多忙な研究生活を支えてくれた家族の存在なくして，本書は完成できなかったと思う．また，編集者の森山　亮氏，高野裕紀氏のご尽力により，執筆プロセスが円滑に進展した．心から感謝したい．再校正では，一部の文章に対して生成 AI を使い，質の向上を試みた．使用したプロンプトはコラム④で紹介したものを本書用にアレンジしたものである．新技術を開発した皆様に感謝する．ここではお名前を挙げられなかったが，本書作成にかかわってくださったすべての方に，深く御礼申し上げる．

　本書が皆様の研究活動やアカデミック・ライティングの質を向上させる一助となることを心より願っている．研究の道は決して容易ではないが，その先には新しい発見や達成感が待っている．本書が皆様の研究活動の一助となり，より多くの成果を生み出すことを期待したい．

　なお，本書を読んで，私から研究論文の書き方を直に学びたいと思った方は，無料 Web セミナー『IMRaD を使った研究論文の書き方講座』にご参加ください．本書で詳述した内容のエッセンスをわかりやすく解説している．

　最後までお読みいただき，誠にありがとうございました．

2024 年 7 月吉日

京極　真

IMRaD を使った研究論文の
書き方講座の QR コード

この一冊でわかる！
セラピストのための研究論文の書き方ガイド

発　行　2024 年 7 月 29 日　第 1 版第 1 刷ⓒ

著　者　京極　真

発行者　青山　智

発行所　株式会社 三輪書店
　　　　〒 113-0033 東京都文京区本郷 6-17-9　本郷綱ビル
　　　　TEL 03-3816-7796　FAX 03-3816-7756
　　　　http://www.miwapubl.com

印刷所　三報社印刷 株式会社

ISBN 978-4-89590-821-4　C 3047